MARCEL DOLL
MIT JESSICA KEMPF

Mobility und Stretching mit dem Schlingentrainer

Bibliografische Information der Deutschen Nationalbibliothek
Die Deutsche Nationalbibliothek verzeichnet diese Publikation in der Deutschen Nationalbibliografie.
Detaillierte bibliografische Daten sind im Internet über http://d-nb.de abrufbar.

Für Fragen und Anregungen
info@rivaverlag.de

Wichtiger Hinweis
Dieses Buch ist für Lernzwecke gedacht. Es stellt keinen Ersatz für eine individuelle medizinische Beratung dar und sollte auch nicht als solcher benutzt werden. Wenn Sie medizinischen Rat einholen wollen, konsultieren Sie bitte einen qualifizierten Arzt. Der Verlag und die Autoren haften für keine nachteiligen Auswirkungen, die in einem direkten oder indirekten Zusammenhang mit den Informationen stehen, die in diesem Buch enthalten sind.

Originalausgabe
1. Auflage 2019

Nymphenburger Straße 86
D-80636 München
Tel.: 089 651285-0
Fax: 089 652096

Redaktion: Stefanie Heim
Umschlaggestaltung: Manuela Amode, München
Umschlagabbildung: Nils Schwarz, www.nilsschwarz.com
Model: Jessica Kempf
Alle Fotos im Innenteil von Nils Schwarz, außer: Markus Dietze (www.madphotos.de): 50; Josef Heinemeier (www.chiropraktoren.info): 20; Martha Kosthorst: 22–25; Shutterstock/BigBlueStudio: 17; Shutterstock/fizkes: 10, 35; Shutterstock/Juriaan Wossink: 20; Shutterstock/maglyvi: 14; Shutterstock/Prystai: 42; Shutterstock/Teguh Mujiono: 18; Shutterstock/tommaso lizzul: 44; Kevin Zurlinden: 46
Satz: abavo GmbH, Sarah Kunze
Druck: Firmengruppe APPL, aprinta Druck, Wemding
Printed in Germany

ISBN Print 978-3-7423-1010-1
ISBN E-Book (PDF) 978-3-7453-0645-3
ISBN E-Book (EPUB, Mobi) 978-3-7453-0646-0

Weitere Informationen zum Verlag finden Sie unter
www.rivaverlag.de
Beachten Sie auch unsere weiteren Verlage unter www.m-vg.de

MARCEL DOLL
MIT JESSICA KEMPF

Mobility und Stretching mit dem Schlingentrainer

riva

Inhalt

Mein Weg zu den Schlingen

Meine Leidenschaft für die Schlingen ist groß. Bereits während meines Studiums kam ich zum ersten Mal mit dem Schlingentraining in Kontakt. Zunächst ergänzte es mein herkömmliches Krafttraining. Ich erkannte allerdings schnell das unglaubliche Potenzial des Trainings an den Seilen, sodass ich dann auch meine Abschlussarbeit dem Schlingentraining widmete. In deren Rahmen beschäftigte ich mich mit der Effektivität eines Schlingentrainings im Vergleich zu einem herkömmlichen Krafttraining. Damals wusste ich noch nicht, dass dies nur den Beginn einer sportlichen Reise mit den Schlingen darstellen sollte. Da es zu diesem Zeitpunkt kaum Literatur zum Schlingentraining gab, entschloss ich mich, selbst ein Buch rund um das Training an den Seilen zu veröffentlichen. 2014 erschien dann mein Ratgeber *Das ultimative Schlingentraining: Effizient funktionell trainieren.* Mittlerweile ist das Buch ein Longseller und der meistverkaufte Titel zum Thema Schlingentraining – ein Erfolg, von dem ich vor der Veröffentlichung nicht zu träumen gewagt hatte.

Vom Trend zum Fitnessklassiker mit Zukunft

Kaum ein Fitnesstrend kann sich über mehrere Jahre halten und langfristig etablieren. Das Schlingentraining hat seinen Trendstatus allerdings schon längst abgelegt und ist aus dem Fitnesstraining nicht mehr wegzudenken. Diesen Schritt erreichen nur Tools, die wirklich effektiv sind. Ich sehe die Entwicklung des Schlingentrainings allerdings noch lange nicht als am Ende angekommen. Dieses Buch soll einen Beitrag zu dieser weiteren Entwicklung darstellen.

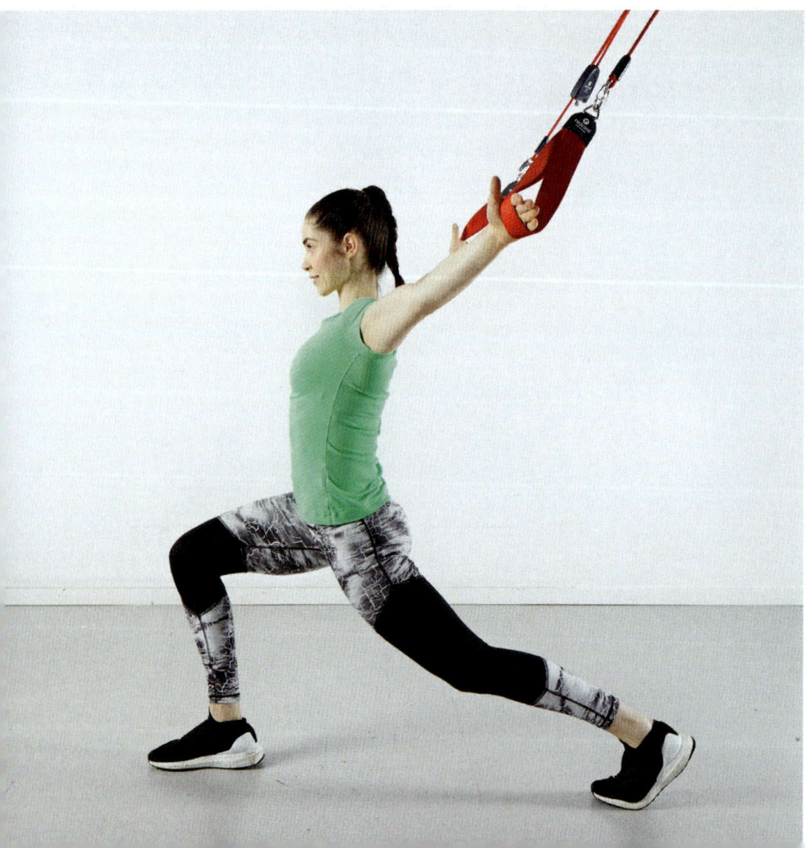

Als Personal Trainer wird man an der Effizienz seiner Trainingseinheiten gemessen. Daher ist es ganz klar, dass es nur die besten Trainingstools in die Werkzeugkiste schaffen. Das daraus meistgenutzte Trainingsgerät in der täglichen Arbeit mit meinen Kunden sind die Schlingen. Obwohl diese mein Hauptwerkzeug sind, gibt es an und mit ihnen immer wieder etwas Neues zu entdecken oder dazuzulernen. Genau dies fasziniert mich an den Schlingen. Meiner Ansicht nach gibt es kein vergleichbares Fitnesstool, das so vielseitig ist. Ich persönlich setze die Schlingen vom medizinischen Training bis hin zum sportartspezifischen Training im Leistungssport ein. Die Leidenschaft für das Schlingentraining und mein erworbenes Wissen aus Theorie und Praxis gebe ich mittlerweile in Ausbildungen und Workshops an Trainer und Physiotherapeuten weiter. Von der Wirksamkeit eines Schlingentrainings muss ich dabei niemanden mehr überzeugen. Dass die Schlingen jedoch auch wunderbar für das Stretching und das Mobility-Training einsetzbar sind, ist kaum jemandem bewusst.

Warum die Faszien dem Schlingentraining Struktur geben

Nachdem ich in meiner Bachelor-Thesis das Schlingentraining in den Fokus gestellt hatte, drehte sich in meiner Master-Thesis alles um das Thema Faszien. Die Faszien und die damit verbundenen faszialen Leitbahnen sind für mich die Ausgangsbasis für einen neuen, ganzheitlichen Trainingsansatz: weg von isolierten Bewegungen (an Maschinen), hin zu freien funktionellen, multisegmentalen Bewegungen im dreidimensionalen Raum. Das Schlingentraining findet per se entlang ganzer Muskelketten statt. So liegt es nahe, das Training an den Schlingen anhand dieser faszialen Leitbahnen zu strukturieren und sich an diesen zu orientieren.

Du hältst somit das erste Buch rein zum Thema Mobility und Stretching an den Schlingen in deinen Händen, das zudem auf die neuesten Erkenntnisse aus dem Bereich der Faszienforschung zurückgreift. Ich freue mich, dich mit diesem Buch auf die spannende Reise in die Themengebiete Beweglichkeit, Faszien und Schlingen mitnehmen zu dürfen.

Dein
Marcel Doll

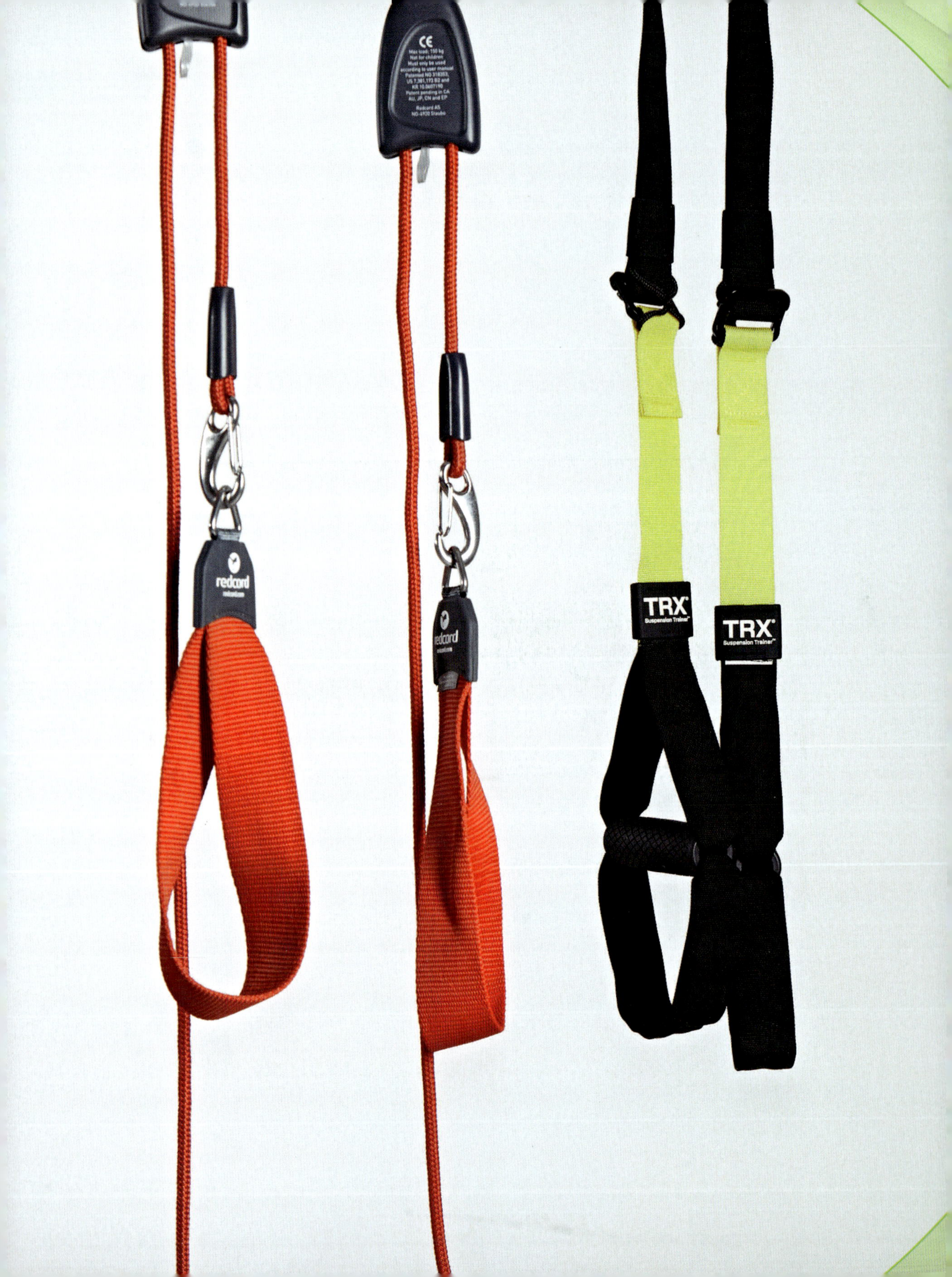
redcord
redcord
TRX
Suspension Trainer
TRX
Suspension Trainer

1

Warum man seine Beweglichkeit trainieren sollte

Was bedeutet Beweglichkeit und wie kann ich diese positiv beeinflussen? Um die Effekte von Mobility und Stretching auf Sport und Alltag zu verstehen, schauen wir uns zunächst die Strukturen an, auf die das Beweglichkeitstraining einwirkt. Nach dem Blick auf die Anatomie klären wir die Voraussetzungen und Bedingungen für ein effektives und vor allem sicheres Beweglichkeitstraining. Mobility ist nicht gleich Stretching und Stretching ist nicht gleich Stretching: Mit dem Wissen darüber, welche Methode zu welchem Zeitpunkt sinnvoll ist, profitierst du in der späteren Praxis bestmöglich von deinem Training an den Schlingen.

Warum das Verständnis für ein Beweglichkeitstraining zunimmt

Beweglichkeit steht für Wohlbefinden, aber auch für Leistungsfähigkeit im Sport. Sich geschmeidig halten zu wollen, steckt quasi in unserer Natur. Denke an das wohlige Gefühl, wenn du dich nach einer langen Nacht in alle Richtungen streckst und reckst. Oder wirf einen Blick in die Tierwelt. Sicherlich hast du schon einmal Hund oder Katze dabei beobachtet, wie sie sich intuitiv von Zeit zu Zeit strecken, um sich geschmeidig zu halten. Nicht ohne Grund tragen viele Yogaübungen Bezeichnungen aus dem Tierreich. So halten wir beispielsweise mit dem herabschauenden Hund vor allem unsere Beinrückseite beweglich.

Gleichzeitig wird Unbeweglichkeit und Steife mit dem Alterungsprozess und Unwohlsein in Verbindung gebracht. Daher ist es nicht verwunderlich, dass das Beweglichkeitstraining seit jeher ein fester Bestandteil vieler Sportprogramme ist. Seit dem Stretching à la Turnvater Jahn hat sich jedoch sehr viel getan. So vielfältig die Begrifflichkeiten sind, die für das Beweglichkeitstraining stehen, so groß ist heute die Auswahl an unterschiedlichen Methoden und Herangehensweisen, um sich beweglich zu halten. Das Verständnis für die Notwendigkeit eines Beweglichkeitstrainings hat in den letzten Jahren stark zugenommen und es hat einen höheren Stellenwert als früher. Dazu haben insbesondere neue Erkenntnisse aus der Faszienforschung, aber auch der Trend zum Mobility-Training beigetragen.

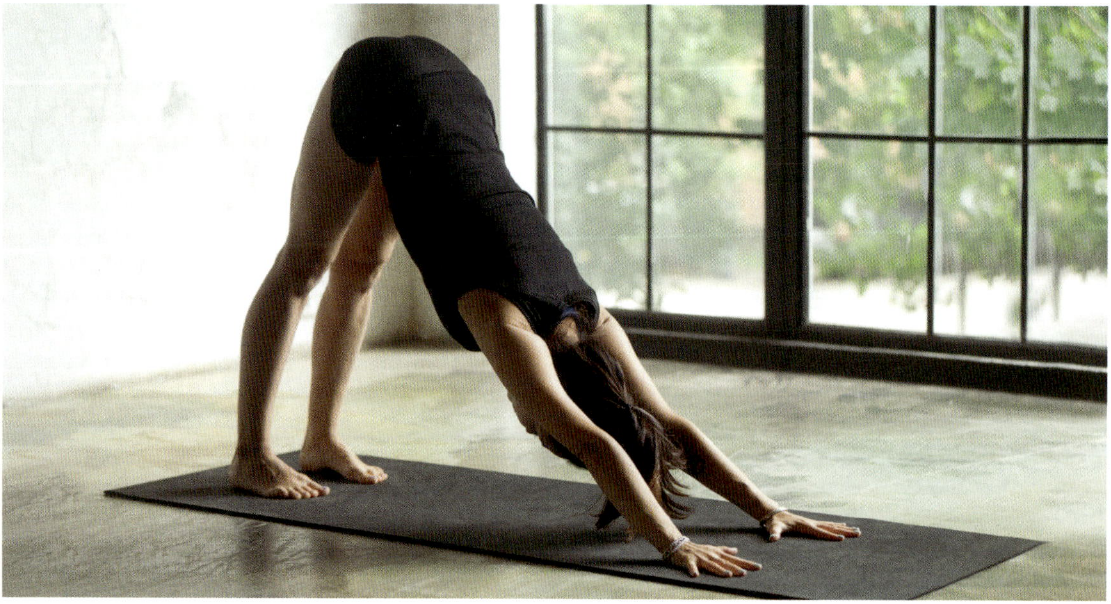

Die Beweglichkeit spielt im Yoga eine große Rolle

Ein paar Begrifflichkeiten

Beweglichkeit, Gelenkigkeit, Dehnfähigkeit, Flexibilität, Stretching, Mobility – dies sind alles Begriffe, die mit dem gleichen Thema in Verbindung gebracht werden. Jedoch beschreiben sie zum Teil unterschiedliche Dinge. Um das Beweglichkeitstraining in seiner Gänze zu verstehen, werfen wir einen genaueren Blick auf die einzelnen Punkte.

Was ist Beweglichkeit?

Die Beweglichkeit ist der maximale Bewegungsumfang eines Gelenkes, die sogenannte *Range of Motion.* Die Beweglichkeit setzt sich somit aus der Gelenkigkeit und der Dehnfähigkeit zusammen. Die Dehnfähigkeit wird auch als Flexibilität bezeichnet.

Die Gelenkigkeit lässt sich kaum beeinflussen, denn sie ergibt sich aus der Form der am Gelenkaufbau beteiligten Knochen. Die Dehnfähigkeit oder Flexibilität wiederum bezieht sich auf die gelenkumgebenden Strukturen, wie Muskulatur, Sehnen und Bänder. Wenn du keinen Spagat einnehmen kannst, kann dies sowohl am Gelenkaufbau der beteiligten Knochen – die anatomische Struktur deiner Hüftpfanne und deines Oberschenkelknochens – als auch der mangelnden Flexibilität der gelenkumgebenden Strukturen liegen. Die anatomische Formung deiner Knochen lässt sich im erwachsenen Alter nicht mehr beeinflussen, deine Dehnfähigkeit jedoch sehr wohl. Kurzum, nicht jeder kann einen Spagat einnehmen, lässt es jedoch die Gelenkigkeit zu, dann hängt es nur von der Beharrlichkeit ab, die eigene Dehnfähigkeit so weit zu verbessern, dass der Spagat letztendlich ausgeführt werden kann.

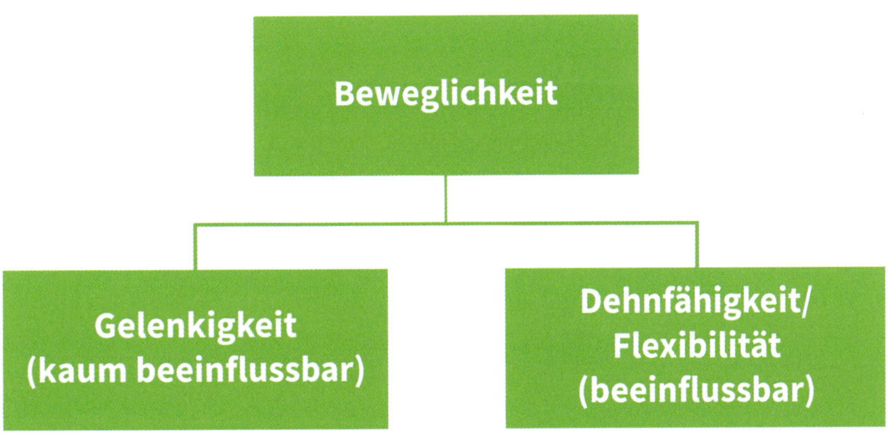

Beweglichkeit unter Narkose

Unter Narkose sind wir deutlich beweglicher als im nicht narkotisierten Zustand. Diese erstaunliche Tatsache zeigt uns, dass sich unsere reale von der strukturellen Beweglichkeit unterscheidet. Die strukturelle Beweglichkeit setzt sich, wie eben erläutert, aus der Gelenkigkeit und der Dehnfähigkeit zusammen. Wie lässt es sich nun jedoch erklären, dass wir unter Narkose beweglicher sind? In der bisherigen Beschreibung der Beweglichkeit wurde das Nervensystem außen vor gelassen. Das Nervensystem beeinflusst unsere Beweglichkeit maßgeblich. Ganz gleich wie dehnfähig wir sind, unser sogenanntes neurales Muster bestimmt als erste Instanz unsere Beweglichkeit. Unser Gehirn analysiert in jedem Moment Körperpositionen und bewertet, ob Gefahr besteht. Kann das Gehirn bei ungewohnten Bewegungen keine volle Funktionalität, also eine sichere Bewegung gewährleisten, schützt es uns, indem es diese Bewegung nicht zulässt. Wenn wir daher lernen, eine Bewegung muskulär zu kontrollieren, geben wir unserem Gehirn mehr Sicherheit. Und mehr Sicherheit bedeutet im Umkehrschluss eine bessere Beweglichkeit.

Die Beweglichkeit hat somit einen passiven und einen aktiven Anteil. Der passive Anteil sind die Gelenkigkeit und Flexibilität, der aktive Anteil ist die Fähigkeit, eine Bewegung zuzulassen, aber auch richtig ansteuern zu können. Der passive Anteil hat somit einen strukturellen Charakter, beim aktiven Anteil bewegen wir uns auf neuronaler Ebene. Wenn ich in Folgendem von Beweglichkeit und Beweglichkeitstraining spreche, beziehe ich immer beide Ebenen automatisch mit ein – die passive und die aktive Beweglichkeit.

Weitere Faktoren der Beweglichkeit

Neben der Gelenkigkeit, der Flexibilität und der neuronalen Ansteuerung beeinflussen auch äußere und innere Faktoren die Beweglichkeit. Zu den äußeren Faktoren zählen beispielsweise die Umgebungstemperatur und der Tageszeitpunkt. Es spielt also eine Rolle, ob du dich direkt morgens nach dem Aufstehen um 6 Uhr in den Wintermonaten in deiner noch kalten Wohnung dehnst oder im Sommer nachmittags auf dem Balkon bei angenehmen 25 °C an deiner Beweglichkeit arbeitest. Innere Faktoren sind die Psyche, das Schmerzempfinden, aber auch der Trainingszustand.

NARKOSEMOBILISATION

Die gesteigerte Beweglichkeit unter Narkose macht man sich bei der sogenannten Narkosemobilisation zunutze. Vor allem beim Schulter- und Kniegelenk kommt diese Technik zum Einsatz, beispielsweise bei Schultersteife oder Bewegungseinschränkungen des künstlichen Kniegelenks. Durch die Vollnarkose und die Gabe von Muskelrelaxation wird vorübergehend das Schmerzempfinden ausgeschaltet und die Muskelanspannung heruntergefahren. In diesem Zustand können dann Verklebungen der Faszien oder andere Bewegungseinschränkungen durch eine manuelle Mobilisation behandelt werden. Dabei werden die beteiligten Gelenkpartner vorsichtig durch den Arzt durchbewegt.

Stretching versus Mobility

Dehnen und Stretching beschreiben das Gleiche und werden in diesem Buch synonym verwendet. Stretching und Mobility hingegen haben zwar die gleiche Zielsetzung – die Beweglichkeit und somit den maximalen Bewegungsumfang eines oder mehrerer Gelenke zu vergrößern –, dennoch können die Begriffe nicht gleichgesetzt werden. Beim Dehnen nehmen wir eine Position passiv ein, also ohne muskuläre Aktivierung, wohingegen wir beim Mobility-Training die Position aktiv einnehmen.

Stretching

Nimm den Unterschied zwischen Mobility und Stretching an einem Beispiel selbst wahr: Beginnen wir mit dem Stretching. Stelle dich dazu in einen Türrahmen und lege deine rechte Handfläche auf Schulterhöhe auf den Rahmen. Führe nun einen Ausfallschritt mit dem linken Fuß nach vorn aus. Neige deinen Oberkörper so weit nach vorn, bis du einen Zug im rechten Brustbereich wahrnimmst. Dies ist ein klassisches Beispiel für eine Dehnung deiner Brustmuskulatur.

Die Position wurde ohne muskuläre Aktivierung, also passiv eingenommen. Der Widerstand der Türzarge führt zu einem Dehnreiz der Brustmuskulatur. Dieser Stretch kann auch durch einen Trainer erzeugt werden, am Prinzip ändert sich jedoch nichts. In diesem Fall führt der Trainer den Arm nach hinten, um beim Trainierenden einen Dehnreiz auszulösen. Der passive Stretch kann ebenfalls mit den Schlingen ausgeführt werden, zum Beispiel wie in der Übung »Aufgespannter Ausfallschritt« mit der progressiv-statischen Dehnmethode (Seite 128/129).

Mobility

Dazu nun im Vergleich die Mobility-Ausführung. Nimm wieder einen Ausfallschritt mit dem linken Fuß vorn ein und führe deinen rechten Arm gestreckt oder im rechten Winkel gebeugt durch deine Muskelkraft nach hinten. Du kannst jetzt ebenfalls einen Dehnreiz in der rechten Brustmuskulatur wahrnehmen. Im Vergleich zum Stretching wird die Position aktiv eingenommen, ohne Widerstand von außen (Tür, Trainer, Schlingen). Der Fokus beim Mobility-Training liegt somit auf der Bewegung, genauer gesagt, auf der aktiven Ansteuerung ausgehend vom Gehirn.

In unserem Beispiel muss nicht nur deine rückwärtige Muskulatur im Rücken- und Schulterbereich in der Lage sein, deinen Arm nach hinten zu ziehen, zur gleichen Zeit muss für ein größtmögliches Bewegungsausmaß auch deine vordere Muskulatur im Brust- und Schulterbereich locker lassen, damit der Arm ohne großen Widerstand nach hinten geführt werden kann. Nur eine optimale Ansteuerung der beteiligten Muskulatur zur richtigen Zeit und mit der richtigen Intensität an Anspannung und Entspannung lässt eine gute Bewegungsreichweite zu.

Das Stretching hat die Intention, Spannung der Muskulatur zu reduzieren. Durch das Mobility-Training lernst du hingegen, Positionen aktiv zu kontrollieren und die Spannung der Muskulatur anzusteuern. Zudem trainierst du funktionelle Bewegungsmuster, sodass das Gehirn (neue) Bewegungen in einem erweiterten Bewegungsausmaß zulässt. Zusammenfassend kann man sagen, dass du mit dem Stretching an deiner Flexibilität und somit an der passiven Beweglichkeit arbeitest und mit dem Mobility-Training deine aktive Beweglichkeit verbesserst.

Es gibt nicht die eine beste Methode, seine Beweglichkeit zu trainieren

Kaum ein Thema wird von Trainern, Therapeuten und Sportlern so kontrovers diskutiert wie das Beweglichkeitstraining. Teilweise bilden sich regelrechte Lager aus Vertretern der unterschiedlichen Methoden. Befürworter des Mobility-Trainings sind oft Kritiker des Stretchings; wobei in diesem Vergleich das Mobility-Training meist dem rein statischen Stretching, in dem Positionen lange gehalten werden, gegenübergestellt wird. Wie so oft im Leben muss man auch in diesem Fall sagen: »Es kommt darauf an …« Bewusst habe ich daher beide Methoden im Buchtitel aufgenommen. Denn die Zielsetzung ist das Entscheidende: Was möchte ich mit dem Beweglichkeitstraining erreichen und zu welchem Zeitpunkt möchte ich es einsetzen? Beim Beweglichkeitstraining an den Schlingen werden somit beide Methoden – Mobility und Stretching – gleichermaßen berücksichtigt.

JEDE BEWEGUNG BEGINNT IM GEHIRN

Ganz gleich, welche Bewegung man ausführt, sei es im Alltag oder im Sport, sie beginnt im Gehirn. Die Hardware – Muskulatur, Sehnen, Bänder, Knochen – funktioniert nur mit der passenden Software, unserem Gehirn. Unser Gehirn steht unter einem Dauerfeuer sensorischer Informationen. Diesen Input erhält das Gehirn aus den unzähligen Mechanorezeptoren der Muskeln, also Sinneszellen, die mechanische Reize wahrnehmen, durch Sehnen, Bänder, Faszien, Gelenkkapseln und die Haut, aber auch das Sehvermögen und der Gleichgewichtssinn liefern ständig Informationen. Diese werden in den verschiedenen Hirnarealen verarbeitet und interpretiert. Als motorischer Output steht dann am Ende die dementsprechende muskuläre Aktivierung. Deine Muskeln sind letztlich nur die Befehlsempfänger der Signale des Nervensystems, die ihren Ursprung im Gehirn haben.

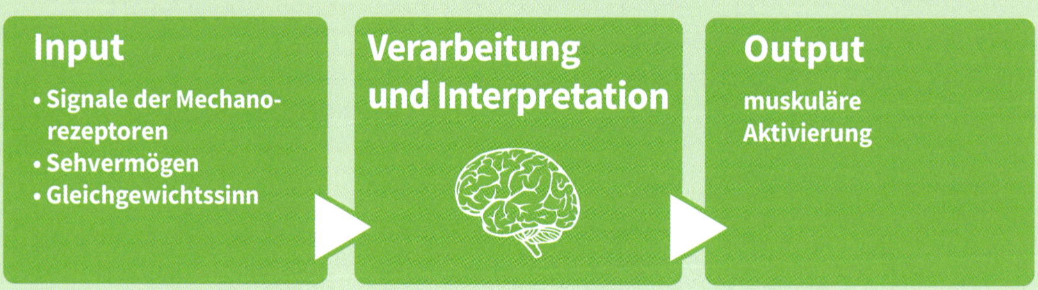

Auch das Thema Stretching an sich muss differenziert betrachtet werden. Hier gibt es ebenfalls nicht die eine Methode, die für jeden Trainierenden zu jedem Trainingszeitpunkt passend ist. Ab Seite 26 zeige ich dir daher mehrere unterschiedliche Stretching-Methoden, die mit dem Schlingentrainer umgesetzt werden können. Das Stretching am Schlingentrainer beinhaltet nicht nur das rein statische Stretching, das Dehnen an den Seilen wird alles andere als passiv sein.

Selbstverständlich sollen das Mobility-Training und das Stretching an den Schlingen effektiv sein. Dennoch geht es auch um eine praktische Umsetzbarkeit. Was nützt das beste Konzept, wenn es nicht in den Trainingsalltag integrierbar ist? Ich gebe dir mit diesem Buch ein klares Konzept an die Hand, mit dem du das Beweglichkeitstraining in dein bestehendes (Schlingen-)Training integrieren kannst.

Der Mehrwert eines Beweglichkeitstrainings

Jegliche Bewegungseinschränkung führt zu einem Kompensationsverhalten des Körpers. Eine gute Beweglichkeit ist daher das Fundament für funktionelle und ökonomische Bewegung und bildet die Basis für einen schmerzfreien Alltag, aber auch für bestmögliche Leistung in sämtlichen sportlichen Disziplinen.

Nehmen wir an, die Beweglichkeit deiner Brustwirbelsäule sei eingeschränkt. Um diese Einschränkung auszugleichen, entwickelt dein Körper Kompensationsstrategien. Kurz- und mittelfristig kann dies eine sinnvolle Lösung sein, früher oder später führt diese Kompensation allerdings zu Überlastungen derjenigen Strukturen, die die Einschränkung einer anderen Körperstelle ausgleichen müssen. Diese Überbeanspruchung der kompensierenden Strukturen führt letztendlich zu Verletzungen und folglich zu Schmerz. Die mangelnde Beweglichkeit der Brustwirbelsäule kann beispielsweise durch eine gesteigerte Mobilität der Lendenwirbelsäule ausgeglichen werden. Da der Bereich der Lendenwirbelsäule jedoch grundsätzlich eine stabilisierende Funktion hat, ist in unserem Beispiel zu viel Mobilität des unteren Rückens kontraproduktiv. Häufig sind auftretende Schmerzen im Bereich des unteren Rückens eine Folge der eingeschränkten Mobilität der Brustwirbelsäule. Wer also langfristig beschwerdefrei durch den Alltag gehen möchte, für den ist das Beweglichkeitstraining neben einem Kräftigungstraining ein wichtiger Baustein.

Leistungssteigerung und Verletzungsprophylaxe im Sport

Welchen Stellenwert hat das Beweglichkeitstraining im (Leistungs-)Sport? Die meisten sportlichen Karrieren scheitern oft nicht an mangelndem Talent, sondern an schwerwiegenden Verletzungen. Ein schlecht ausgebildetes Fundament, also eine fehlende Balance aus funktioneller Kraft und Beweglichkeit, lässt das

Verletzungsrisiko eines jeden Sportlers deutlich ansteigen. Das Verletzungsrisiko drastisch zu reduzieren, sollte also an sich bereits Grund genug sein, ein Beweglichkeitstraining in die sportliche Routine zu integrieren.

Eine gute und funktionelle Beweglichkeit ist zudem die Basis jeder sportlichen Bestleistung. Ich bin mir sicher, dass du mir zustimmst, dass mit einer eingeschränkten Schultermobilität in sämtlichen Wurfdisziplinen kaum Höchstleistungen zu erzielen sind. Eine verminderte Hüftstreckung bei Läufern führt zu einer kürzeren Schrittlänge und letztendlich zu einer schlechteren Laufperformance. Die Beispiele, wie sich eine eingeschränkte Beweglichkeit negativ auf sportliche Leistung auswirkt, könnten hier beliebig fortgeführt werden. Nicht ohne Grund wird die Beweglichkeit neben Kraft, Schnelligkeit, Ausdauer und Koordination zu den motorischen Grundfähigkeiten gezählt. Eine gute Beweglichkeit ist somit ein wichtiger Baustein, um im Sport bestmögliche Leistungen zu erzielen.

Entspannt und schmerzfrei durch bessere Beweglichkeit

Weniger Verletzungen und bessere Leistung sind jedoch nicht die einzigen Argumente, warum man seiner Beweglichkeit Aufmerksamkeit schenken sollte. Insbesondere das Dehnen wird seit jeher mit einem gesteigerten Wohlbefinden und Entspannung in Verbindung gebracht. Unsere Lebensgewohnheiten und die alltäglichen Anforderungen an uns führen oft zu Stress und körperlichen Folgeerscheinungen. Schulter- und Nackenschmerzen, eine verspannte Kiefermuskulatur oder Kopfschmerzen sind nur ein paar Symptome, die auf eine zu hohe Spannung der Muskulatur zurückzuführen sind. Insbesondere die Kombination aus Atmung (Seite 34) und Dehnen ist eine gute Methode, dem Stress und den Verspannungen entgegenzutreten. Das Beweglichkeitstraining ermöglicht es einem, sich wieder freier zu bewegen, und verleiht auf diese Weise ein neues, besseres Körperbewusstsein.

Im Alltag sitzen wir oft stundenlang, sei es im Büro am Schreibtisch, im Auto oder zu Hause auf der Couch. Aber auch gewisse Sportarten, wie beispielsweise der Radsport, führen über längere Zeit zu Fehlhaltungen. Diese Kombination aus Sitzen und einer nach vorn geneigten Haltung, wenn wir der Schreibtischarbeit nachgehen oder auf dem Smartphone tippen, hinterlässt in unserer Körperhaltung unübersehbare Spuren. Kaum jemand möchte mit einem runden Rücken oder mit der »Geierkopf-Haltung« (nach vorn geschobener Kopf) enden. Mobility und Stretching setzen genau an dieser Stelle an, um diesen Fehlhaltungen entgegenzuwirken.

Weniger Schmerzen, Verspannungen und Stress, bessere Leistung und Körperhaltung – dies sind genügend schlagkräftige Argumente für ein Mobility-Training und das Stretching.

Ein bisschen Anatomie

Um das Beweglichkeitstraining zu verstehen und so effektiv wie möglich zu gestalten, ist ein Grundverständnis von Anatomie vonnöten. Auf welche Körpersysteme wirken die Übungen und wie reagieren diese auf Zug und Mobilisation? Der strukturelle Aufbau des Körpers, hinsichtlich der Mobility im Besonderen die Faszien, bildet sogar die Grundlage für den Aufbau der Übungen – dazu jedoch später mehr.

Der Körper besteht aus einem aktiven und einem passiven Bewegungsapparat. Beeindruckende 650 Muskeln stellen hierbei den aktiven Teil dar. Die von den Muskeln untrennbaren Faszien, zu denen auch die Sehnen zählen, sind ebenfalls Teil des aktiven Bewegungsapparates. Bänder, Gelenkkapseln, Bandscheiben und die etwas mehr als 200 Knochen machen den passiven Bewegungsapparat aus, der auch als Stützapparat bezeichnet wird. Nur durch ein optimales Zusammenspiel beider Systeme können sie jeweils ihre beiden Hauptaufgaben erfüllen: Körperhaltung und Bewegung. Biomechanisch auf den Punkt gebracht bedeutet dies, dass unsere Muskulatur (aktiver Bewegungsapparat) die durch sie erzeugte Kraft über die Sehnen auf die Knochen (passiver Bewegungsapparat) überträgt. Ohne Schaltzentrale entsteht jedoch auch keine Bewegung. Die Ansteuerung, also zu welchem Zeitpunkt und mit welcher Intensität welche Muskulatur arbeitet, erfolgt über unser Nervensystem.

Rein mechanisch betrachtet liegt der Fokus des Beweglichkeitstrainings auf dem aktiven Bewegungsapparat. Die »Zielgewebe« der Mobility- und Stretching-Übungen sind somit hauptsächlich die Muskulatur, Faszien und Sehnen.

Muskeln als Garant für Bewegung

Unsere Muskeln sind der Motor des Lebens. Sie sind das Gewebe, das für die Entwicklung der mechanischen Kraft verantwortlich ist. Dabei unterscheiden wir zwischen drei Arten von Muskelgeweben: die vom vegetativen Nervensystem gesteuerte Herzmuskulatur und die glatte Muskulatur, die beide nicht willkürlich angespannt werden können, sowie unsere Skelettmuskulatur, die bewusst kontrolliert werden kann.

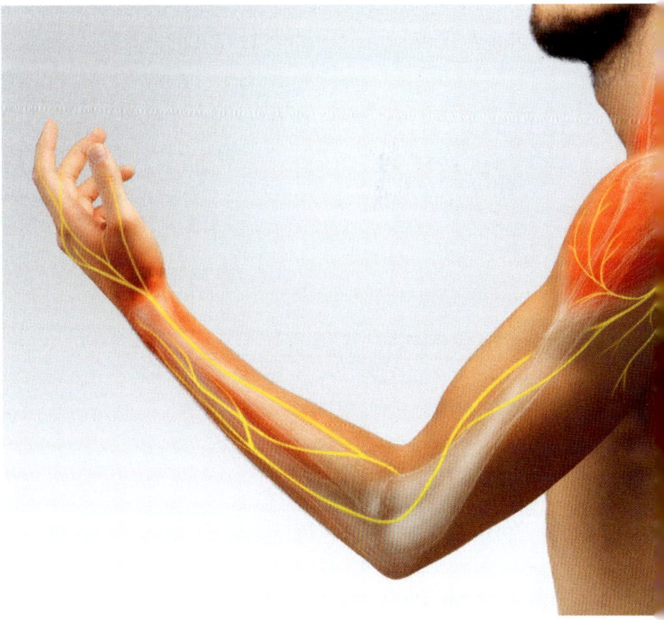

Darauf zielt das Beweglichkeitstraining ab: Muskulatur, Faszien und Nerven.

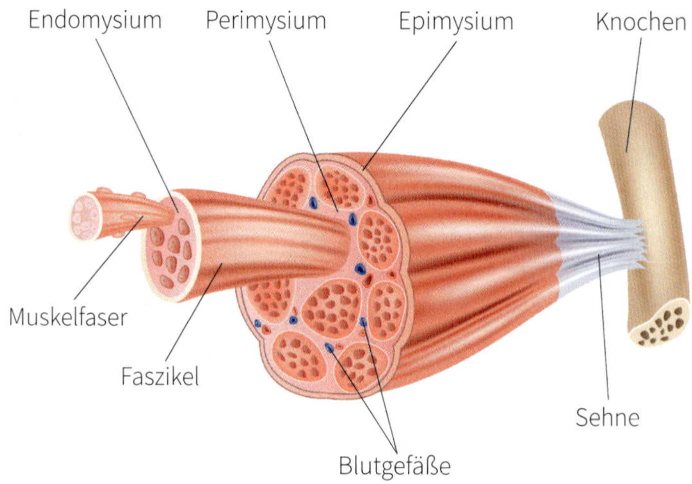

Ein komplexes Zusammenspiel einzelner Muskelfasern bildet gemeinsam unsere Skelettmuskulatur.

Die glatte Muskulatur wird aufgrund ihrer mikroskopischen Struktur als glatt bezeichnet. Im Gegensatz zur Skelett- und Herzmuskulatur weist die glatte Muskulatur unter dem Mikroskop keine sichtbare Querstreifung auf. Glatte Muskulatur ist vornehmlich in den Wänden aller Hohlorgane anzutreffen. Dazu zählen beispielsweise die Blutgefäße, die Atemwege, der Darm oder die Harnwege. Die glatte Muskulatur kommt auch in der Haut vor und richtet dort beispielsweise unsere Haare auf. Wie jedes andere Gewebe gerät die glatte Muskulatur bei Dehnung unter Zug. Unser Fokus richtet sich in Bezug auf das Beweglichkeitstraining jedoch auf die quergestreifte Skelettmuskulatur.

Jeder Muskel ist aus einzelnen Muskelfasern aufgebaut. Mehrere Fasern bilden ein Muskelfaserbündel – einen sogenannten Faszikel. Mehrere Muskelfaserbündel bilden wiederum zusammen den gesamten Muskel. Unsere Muskulatur macht insgesamt 30 bis 40 Prozent der gesamten Körpermasse aus. Dieser Anteil setzt sich jedoch nicht nur aus den kontraktilen, also zusammenziehbaren Anteilen zusammen, sondern auch aus bindegewebigen Anteilen. Dieser bindegewebige Part eines Muskels beträgt zwischen 10 und 15 Prozent. So umhüllt das sogenannte Endomysium jede einzelne Muskelfaser, das Perimysium die einzelnen Muskelfaserbündel und das Epimysium als straffe, sehr zugfeste Bindegewebshaut den gesamten Muskel. Das Epimysium geht direkt in die Sehne über, die wiederum mit dem Knochen verbunden ist.

Das Wissen über den Aufbau und die Zusammensetzung der Muskulatur dient uns als Grundlage zum Verständnis, wie dieses Gewebe auf einwirkende Kräfte reagiert. Die Kräfte – im Fall des Mobilitätstrainings ein Zug – können eine Verformung dieses Körpers hervorrufen. Die Verformungen können plastisch oder elastisch sein. Die Verformung eines Körpers ist plastisch, wenn er nicht von allein wieder seine ursprüngliche Form einnimmt. Eine solche plastische Eigenschaft weist die Muskelzelle auf, sie lässt sich durch Dehnen verformen, kehrt jedoch nach der Dehnung nicht in ihre Ausgangslage zurück. Im Gegenteil dazu ist die

Verformung eines Körpers elastisch, wenn er von allein wieder seine ursprüngliche Form annimmt. Die bindegewebigen Anteile der Muskulatur besitzen diese elastischen Eigenschaften.

Faszien sind das verbindende Netzwerk des Körpers

Die Faszien bilden nicht nur maßgeblich die Struktur unseres Körpers, sondern geben auch diesem Buch seine Struktur. So sind die Übungen im Buch nach den sogenannten myofaszialen Ketten untergliedert. Klären wir jedoch zunächst, was sich genau hinter dem Faszienbegriff verbirgt.

Durch aktuelle Forschung ist der Begriff »Faszien« in den Fokus gerückt. Faszien sind jedoch nichts anderes als bindegewebige Strukturen. Somit kann der Begriff »Bindegewebe« synonym zu Faszien verwendet werden. Faszien sind allgegenwärtig und durchziehen den gesamten Körper, sie verbinden die unterschiedlichsten Strukturen wie Knochen oder Muskeln, aber auch Organe.

Faszien haben eine formgebende Funktion und verbinden nicht nur alles mit allem, sondern trennen auch Strukturen voneinander ab. Insbesondere die Faszien des Bewegungsapparates bilden ein durchgängiges Netzwerk, welches über lange Ketten Körperteile miteinander verbindet und somit mechanische Kräfte übertragen kann. Da die Faszien eine untrennbare Einheit mit der Muskulatur darstellen, sprechen wir hier von den myofaszialen Ketten – »myo« bedeutet »das Muskelgewebe betreffend«. Der klassische Ansatz, Bewegung rein über Ursprung und Ansatz der Muskulatur zu erklären, wird einer ganzheitlichen Sichtweise nicht mehr gerecht. Faszien übertragen die von der Muskulatur erzeugte Kraft von deren Ursprungsort weit in andere Bereiche. Auf diese Weise können myofasziale Zuglinien Kräfte über die gesamte Körperlänge verteilen. Diese myofaszialen Linien sind im ganzen Körper zu finden und bilden die Grundlage des ganzheitlichen Beweglichkeitstrainings.

DIE ZUSAMMENSETZUNG DER FASZIEN

Die Faszien bestehen im Wesentlichen aus den drei Bestandteilen Kollagen, Elastin und der Grundsubstanz:

- Kollagen verleiht unserem Körper als Grundgerüst Struktur und Stabilität. Es ist das mengenmäßig am häufigsten enthaltene Protein in unserem Körper. Die Funktion des Kollagens besteht darin, Zugkräften zu widerstehen.
- Wie die Bezeichnung bereits assoziiert, besitzt das Elastin elastische Eigenschaften. Nur durch Elastin lässt sich Gewebe dehnen. Um eine Schädigung des Kollagens zu vermeiden, übertragen die elastischen Fasern die Zugbelastungen gleichmäßig auf das Kollagen.
- Die Grundsubstanz ist der sogenannte extrazelluläre Raum, in dem sich alle bindegewebigen Bestandteile befinden. Durch seinen hohen Wasseranteil kann er sehr gut Kräfte, beispielsweise in Form von Stößen, absorbieren.

ANSATZ UND URSPRUNG DER MUSKULATUR

Ein Skelettmuskel ist an mindestens zwei Punkten befestigt. Diese beiden Punkte werden als Ursprung und Ansatz bezeichnet. Ursprung ist der zumeist unbeweglichere Teil namens *Punctum fixum,* Ansatz der bewegte Teil namens *Punctum mobile.* Der Muskel setzt hierbei meist über eine Sehne am Knochen an. Bei der Kontraktion des Muskels wird der Muskelansatz in Richtung des Muskelursprungs gezogen.

Das Tensegrity-Modell erklärt Wechselwirkungen

Unser Körper muss als ganzheitliches System verstanden werden: Alles ist mit allem verbunden. Diese Einheit, aber auch die Wechselwirkungen können mit dem sogenannten Tensegrity-Modell veranschaulicht werden. »Tensegrity« ist ein Kunstwort und setzt sich aus »Tension« für Spannung und »Integrity« für Einheit beziehungsweise Ganzheit zusammen. Der Begriff wurde ursprünglich in der Architektur verwendet und von dem Ingenieur und Philosoph Richard Buckminster Fuller (1895 bis 1983) geschaffen. Er beschrieb damit ein Tragwerkssystem, bei dem sich Strukturen durch Druck und Zug stabilisieren. Bereits Mitte des 20. Jahrhunderts baute er nach diesem Spannungsmodell große Kuppeln aus Stahl und Glas. Die Dachkonstruktion des Münchner Olympiastadions oder auch die Allianz Arena sind bekannte Vertreter dieser Bauweise.

Dieses architektonische Konzept aus Druck und Zug lässt sich sehr gut auf den menschlichen Körper übertragen. Auch sein System besteht einerseits aus einem kontinuierlich auf Spannung basierenden Netzwerk und andererseits aus einem nicht zusammenhängenden Satz an Elementen, die auf Druck ausgelegt sind.

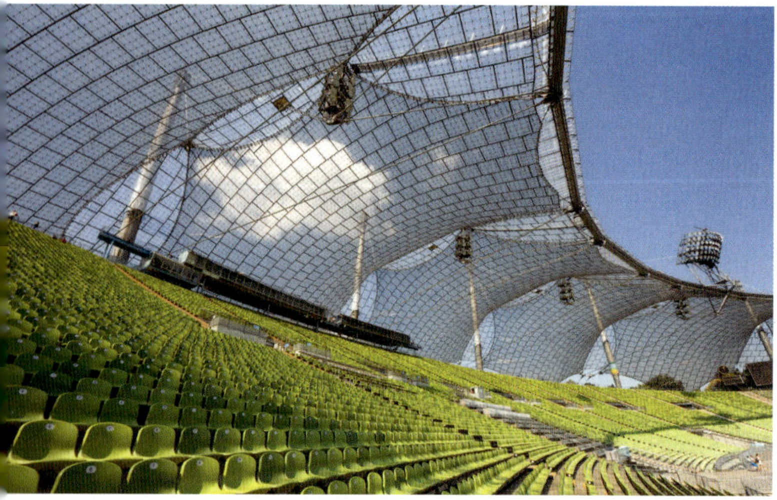

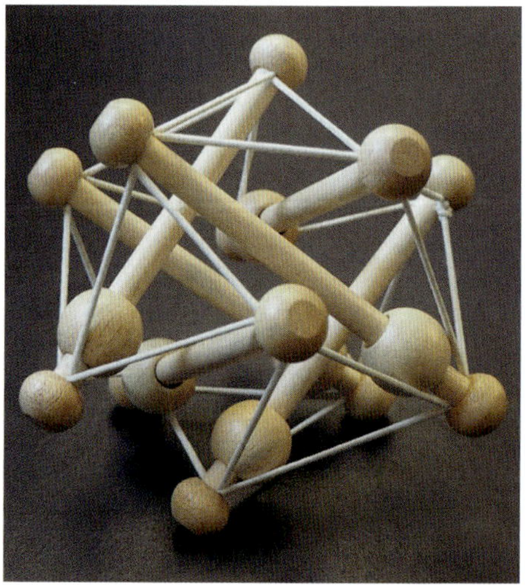

Das Tensegrity-Konzept machte man sich beim Bau des Münchner Olympiastadions (links) zunutze. Das Tensegrity-Modell (rechts) behält unabhängig von der Schwerkraft seine Form.

Die Funktion der gespannten Elemente – im Modell die Gummibänder (siehe Abbildung) – wird im menschlichen Körper von den myofaszialen Ketten übernommen. Unsere Knochen übernehmen die Funktion der komprimierbaren Stützelemente – im Modell die Holzstäbe.

Diese festen, auf Druck ausgelegten Strukturen des Körpers haben keinen direkten Kontakt zueinander, sie werden stattdessen über das Spannungssystem der Faszien sowohl miteinander verbunden als auch auf Abstand gehalten. Zusammen ergibt sich aus diesem Spannungssystem des Körpers unser Bewegungs- und Stützapparat. Jegliche Veränderung in diesem System, beispielsweise durch eine Gelenksbewegung, wirkt sich auf das gesamte System und somit auf den gesamten Körper aus. Das Spannungsverhältnis des Fasziennetzes sollte sich im Gleichgewicht befinden. Sowohl ein Zuviel als auch ein Zuwenig an Spannung führt immer zu einer Spannungsänderung an anderer Stelle. So kann sich beispielsweise ein verspanntes Fußgewölbe negativ auf die Nackenmuskulatur auswirken (siehe oberflächliche Rückenlinie, Seite 21/22). Ein Ungleichgewicht im Spannungsnetzwerk des Körpers gilt es also zu vermeiden.

Das Tensegrity-Modell und die damit verbundene ganzheitliche Betrachtungsweise der menschlichen Biomechanik stellt die Grundlage des Beweglichkeitstrainings an den Schlingen dar.

Die myofaszialen Ketten und ihre Bedeutung für Bewegung

Das Mobility-Training und Stretching an den Schlingen orientiert sich an den myofaszialen Ketten. Die Übungen beziehen zudem mehrere Gelenke mit ein, der Zug durch eine Dehnung, aber auch die Bewegung innerhalb einer Mobility-Übung erfolgen entlang der myofaszialen Leitbahnen. Im Folgenden stelle ich diese einzeln im Detail vor. Die Übungen des Buches sind im Kapitel »Die Übungen« (Seite 53) diesen Linien zugeordnet.

Die oberflächliche Rückenlinie

Diese Faszienlinie dient dem Schutz der rückwärtigen Oberfläche des Körpers. Der Zug der oberflächlichen Rückenlinie beginnt bei den Zehengrundgelenken, geht über die Plantarfaszie und die rückwärtige Seite des Körpers, weiter über die Schädeldecke und endet an den Augenbrauen. In myofaszialer Verbindung stehen hier die Fußsohle, die Achillessehne, die Wadenmuskulatur, die rückwärtige Oberschenkelmuskulatur, die langen Rückenstrecker und die bindegewebige Platte des Schädels. Diese Kette wird in zwei Teile unterteilt. Der erste Teil reicht von den Zehen bis zum Knie, der zweite Teil vom Knie bis zu den Augenbrauen. Bei vollständiger Streckung des Knies, beispielsweise beim Stehen, sind die Faszien der oberflächlichen Rückenlinie durchgehend von Fuß bis Kopf in einer Linie verbunden. Bei gebeugtem Knie ist die Linie unterbrochen und verläuft dann in zwei Teilabschnitten.

Die oberflächliche Rückenlinie hat die übergeordnete Funktion, den Körper in der Extensionsbewegung (Streckung) zu unterstützen, und trägt zu einer aufrechten Haltung bei.

Die oberflächliche Frontallinie

Wie die oberflächliche Rückenlinie ist auch die oberflächliche Frontallinie zweigeteilt. Sie verbindet in zwei Teilen die gesamte vordere Körperoberfläche. Der erste Teil beginnt bei den Zehen und führt bis hin zum Becken. Der zweite Teil zieht sich vom Becken bis hin zum Kopf. Der Zug beginnt auf der Oberseite des Fußes, verläuft über das Schienbein zum Oberschenkel. Von dort verläuft er auf der Bauchseite über den Rumpf, weiter über die Rippen zum Brustbein und von dort letztendlich über die Kopfwender seitlich am Hals zum Schädel. Bei gestreckter Hüfte, beispielsweise beim Stehen, arbeitet die zweiteilige Frontallinie als durchgehende Zuglinie. Bei gebeugter Hüfte ist die Linie unterbrochen. Dies hat zur Folge, dass andere fasziale Ketten kompensieren müssen.

Die oberflächliche Frontallinie ist der Gegenspieler zur oberflächlichen Rückenlinie. In der Bewegung beugt sie Rumpf und Hüften, streckt das Knie und ermöglich es einem, den Fuß anzuheben. Sie hat jedoch auch eine Schutzfunktion: Bei Gefahr schützt sie durch ein schnelles Anspannen die Organe der Körpervorderseite.

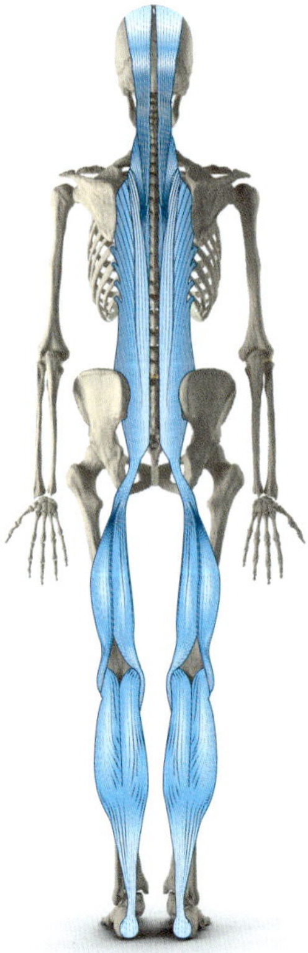

Die oberflächliche Rückenlinie hält den Körper im Stehen aufrecht.

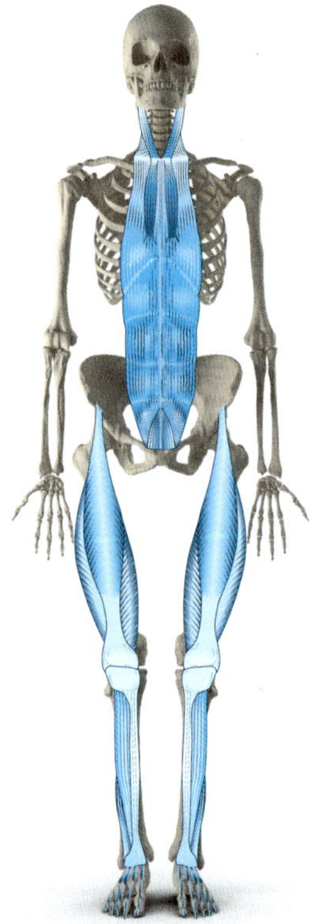

Die oberflächliche Frontallinie bildet das Gegengewicht zur Rückenlinie.

Die Laterallinie

Die Laterallinien begrenzen den Körper seitlich. Sie verlaufen von der mittleren lateralen Seite des Fußes um den Außenknöchel entlang der Außenseite der Unter- und Oberschenkel, weiter korbflechtartig entlang des seitlichen Rumpfes, unter den Schultern hindurch bis zu den Ohren.

Die lateralen Linien balancieren die Haltung nach vorn und hinten sowie zu den Seiten aus. Die Laterallinien fungieren somit als Vermittler zwischen der oberflächlichen Rückenlinie und Frontallinie, der Spirallinie und allen anderen Linien. Neben dem Stabilisieren des Rumpfes und der Beine sind die beiden lateralen Zuglinien an der Seitwärtsneigung des Körpers beteiligt, dem Abspreizen der Beine sowie der Auswärtsdrehung des Fußes.

Die Spirallinie

Die Spirallinien verlaufen wie eine Doppelhelix um den Körper. Sie verbinden jede Kopfseite über den oberen Rücken mit der gegenüberliegenden Schulter. Von dort verlaufen sie um den Brustkorb herum, kreuzen

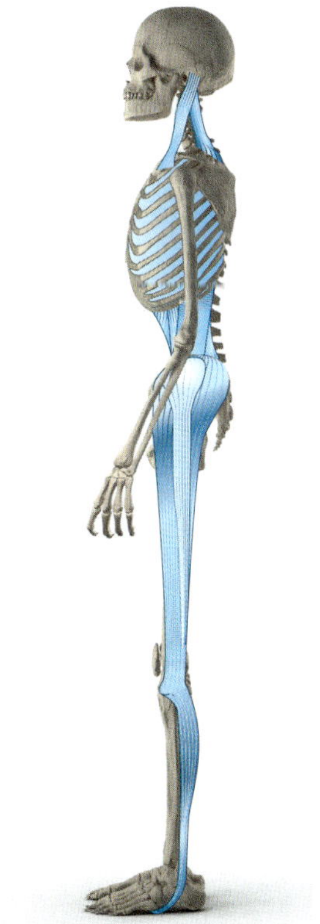

Die Laterallinien gleichen die rechte und linke Körperseite aus.

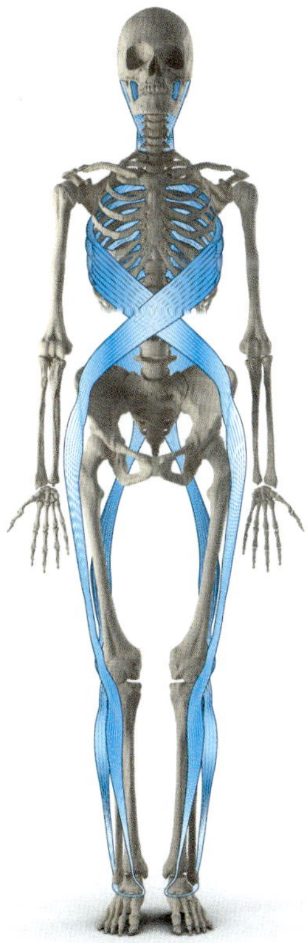

Die Spirallinien ermöglichen es uns, Rotationsbewegungen auszuführen.

sich auf Höhe des Bauchnabels und verlaufen über die Außenseite der Beine zur Innenseite des Fußes. Über die Rückseite des Rumpfes ziehen sie zurück zur Schädelbasis.

Die Spirallinien gewährleisten, dass das Gleichgewicht in allen Ebenen gehalten werden kann. Die Bewegungsfunktion besteht zum einen in der Rotation, zum anderen darin, Bewegung in Form einer ungewollten Rotation zu hemmen. Die Spirallinien haben somit eine stabilisierende Funktion für Rumpf und Beine. In ihrer Komplexität verbinden sie alle Ebenen des Körpers.

Die Armlinien

Über die Arme hinweg erstrecken sich vier Zuglinien, je eine oberflächliche und eine tiefe Linie auf der Vorder- und Rückseite der Arme. Konkret sind dies:

- die oberflächliche frontale Armlinie
- die tiefe frontale Armlinie
- die oberflächliche rückwärtige Armlinie
- die tiefe rückwärtige Armlinie

Die Armlinien sind essenziell für die meisten Bewegungen des täglichen Lebens. Bei jeder Zugbewegung, also wenn wir einen Gegenstand zu uns hinziehen oder uns selbst irgendwo hochziehen, beispielsweise bei einem Klimmzug, sind die frontalen Armlinien aktiv. Bei allen Druckbewegungen, wenn wir einen Gegenstand von uns wegschieben oder uns selbst nach oben wegdrücken, beispielsweise bei einem Liegestütz, sind die rückwärtigen Armlinien aktiv.

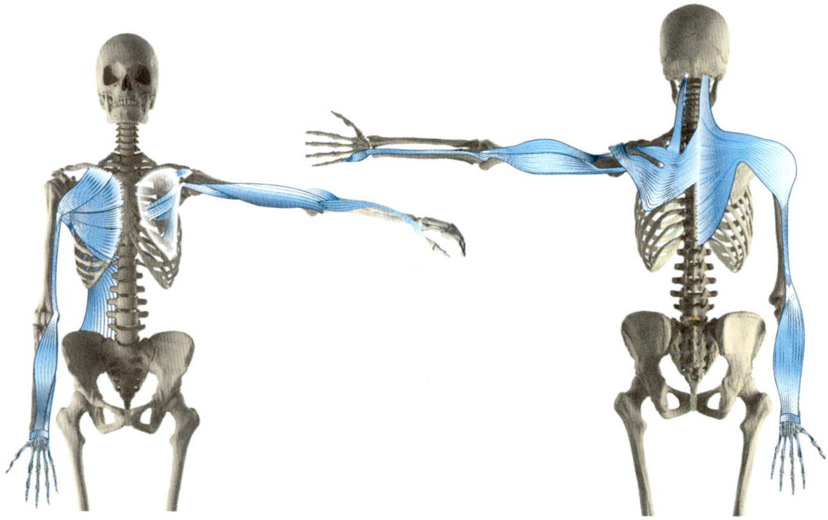

Die vier Armlinien verlaufen von der Vorder- und Rückseite des Rumpfes zu den Fingerspitzen.

Die tiefe Frontallinie

Die tiefe Frontallinie ist zwischen der rechten und linken Laterallinie angeordnet, befindet sich zwischen der oberflächlichen Frontallinie und der oberflächlichen Rückenlinie und ist von der Spirallinie umgeben. Sie kann auch als myofaszialer Kern des Körpers bezeichnet werden. Ihr Ursprung liegt an der Unterseite des Fußes und sie verläuft von dort dann direkt hinter den Unterschenkelknochen und den Knien nach oben zur Oberschenkelinnenseite. An dieser Stelle teilt sich die tiefe Frontallinie auf. Der Hauptteil verläuft weiter zu den Hüftgelenken, dem Becken und dem unteren Rücken, der andere Teil verläuft auf der Oberschenkelrückseite durch den Beckenboden nach oben, wo er sich im Lendenbereich wieder mit dem Hauptteil verbindet. Weiter verläuft der myofasziale Zug schließlich, das Zwerchfell miteinbeziehend, durch den Brustkorb und endet an der Unterseite des Gesichts- und Gehirnschädels.

Ihr Name assoziiert bereits, dass diese myofasziale Linie im Gegensatz zu den bereits beschriebenen Linien eine tiefe Ausrichtung besitzt. Sie erfasst ganze Körperbereiche und bezieht so beispielsweise den Beckenboden und das Zwerchfell mit ein. Funktion der tiefen Frontallinie ist es, die Wirbelsäule tiefenzu-stabilisieren, sie ist aber auch an inneren Bewegungen, wie beispielsweise der Atmung, beteiligt.

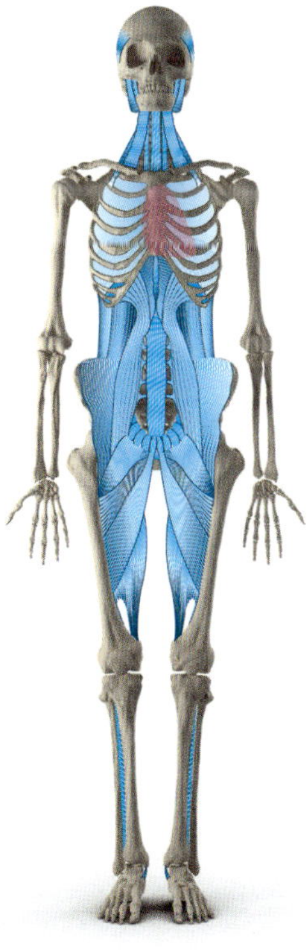

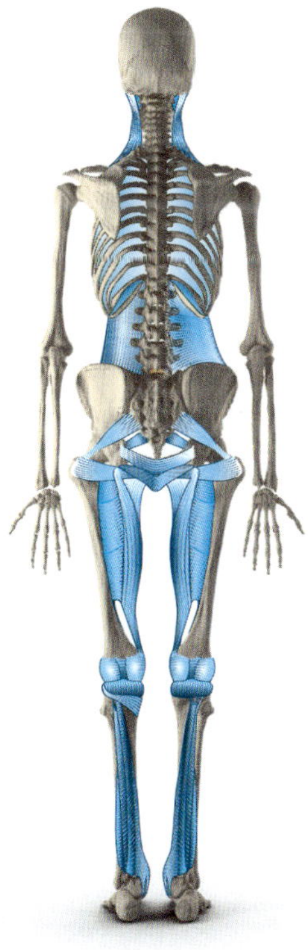

Die tiefe Frontallinie (links Vorderansicht, rechts Rückansicht) wird auch als myofaszialer Kern bezeichnet.

Das Nervensystem als Steuerzentrale von Bewegung

Das Nervensystem wird in das Zentralnervensystem und das periphere Nervensystem unterteilt. Das Zentralnervensystem setzt sich aus dem Gehirn und dem Rückenmark zusammen. Vereinfacht gesagt macht das periphere Nervensystem den Rest des Nervensystems aus. Somit beinhaltet dieses alle Fasern, die den Körper netzartig durchziehen. Das periphere Nervensystem verbindet zudem das Zentralnervensystem mit der Umwelt. Es leitet sogenannte Afferenzen, Informationen aus dem Körper und unseren Sinnesorganen, an das Zentralnervensystem weiter. Vom Zentralnervensystem empfängt das periphere Nervensystem wiederum Efferenzen zur Steuerung der Körperfunktionen und der Bewegung (siehe Kasten, Seite 14).

Wie sich Mobility- und Stretching-Übungen auf das Nervensystem auswirken, muss auf zwei Ebenen beantwortet werden. Die Effekte auf die Muskulatur und Faszien sind mechanischer Natur, ein Gewebe erfährt einen Zug und reagiert dementsprechend. Die Nerven kommen in der Peripherie durch Mobility- und Stretching-Übungen ebenfalls unter Zugspannung und weisen eine gewisse Gleitfähigkeit und Elastizität auf. An dieser Stelle ist jedoch der Effekt auf der zweiten Ebene, der neuronalen Ebene, entscheidend und viel spannender. Mit dem aktiven Beweglichkeitstraining, hier insbesondere dem Mobility-Training, lernen wir, Bewegungen bewusst auszuführen. Somit steht die aktive Fähigkeit im Fokus, eine Bewegung zu steuern, zu kontrollieren und zu koordinieren (siehe auch »Stretching versus Mobility«, Seite 12).

Die Methoden des Beweglichkeitstrainings

Die Unterschiede und Gemeinsamkeiten des Mobility-Trainings und Stretchings hast du bereits kennengelernt. Jede Methode hat ihre Vorzüge. Es gibt weder die bessere noch die schlechtere Methode. Vielmehr muss man sich die Fragen stellen, was die persönliche Zielsetzung des Beweglichkeitstrainings ist und zu welchem Zeitpunkt dieses durchgeführt werden soll.

Stretching ist nicht gleich Stretching

Mit vier unterschiedlichen Stretching-Methoden ist das Dehnen an den Schlingen abwechslungsreich. Die Basis dieser Techniken bildet die Methode des statischen Dehnens. Die drei anderen Methoden sind alles andere als statisch, durch Zusatzbewegungen innerhalb der Dehnposition, sogenanntes bewegt-statisches Dehnen, werden sie einem dreidimensionalen Verständnis gerecht, den Körper in alle Zugrichtungen aufzuspannen. Wippende und federnde Bewegungen während des dynamischen Dehnens zielen insbesondere auf die faszialen Strukturen ab. Mit dem Anspannungs-Entspannungs-Dehnen gebe ich dir eine Technik an die Hand, um noch tiefer in eine Dehnposition zu gelangen.

Trotz des dynamischen Charakters aller Methoden werden sie dem passiven Beweglichkeitstraining zugeordnet, da die Dehnposition mithilfe des Widerstandes durch die Schlingen und nicht durch Muskelaktivität eingenommen wird (siehe »Stretching versus Mobility«, Seite 12).

Methode 1: progressiv-statisches Dehnen

Grundlage des progressiv-statischen Dehnens ist es, die Position über einen längeren Zeitraum konstant zu halten. Die Progression entsteht daraus, dass man bei nachlassendem Dehnreiz Schritt für Schritt tiefer in die Position hineinsinkt. Auf diese Weise kommt man immer weiter in die Dehnposition. Diese Methode stellt die Grundlage für die meisten Übungen im Buch dar.

Die Dehnung wird inklusive des Nachsinkens für 30 bis 60 Sekunden ausgeführt. Je nach Belieben kann sie auch auf 90 Sekunden ausgeweitet werden.

1. Nimm in diesem Beispiel die Ausgangsposition ein, indem du dich einen Schritt weit entfernt frontal vor den Schlingentrainer stellst. Lege die Ferse eines Fußes in eine Schlaufe des Schlingentrainers. Du nimmst nun einen Dehnreiz wahr. In diesem Beispiel spürst du die Dehnung insbesondere an der Wadenmuskulatur sowie der Oberschenkelrückseite.
2. Beuge deinen Oberkörper nach vorn und lege deine Hände an deinen Fuß. Sinke in der eingenommenen Position mit nachlassendem Dehnreiz sukzessive weiter in die Dehnposition. In diesem Beispiel lässt du deinen Oberkörper weiter nach unten in Richtung der Oberschenkelvorderseite des eingehängten Beins sinken. Neben dem Zug auf die Beinrückseite kannst du nun auch eine Dehnung entlang des Rückens bis hin zur Nackenmuskulatur wahrnehmen.

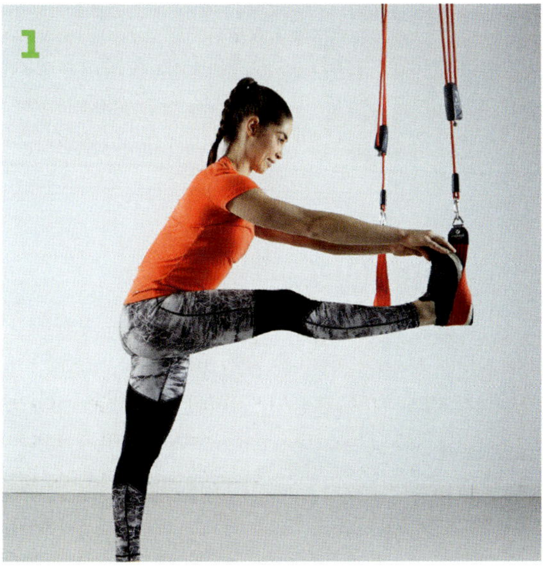

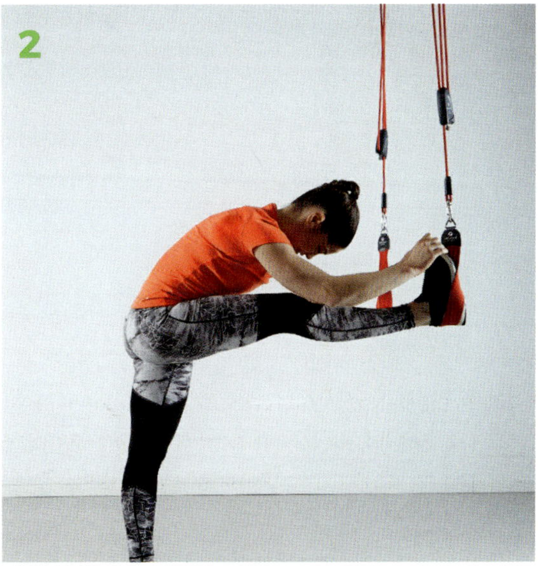

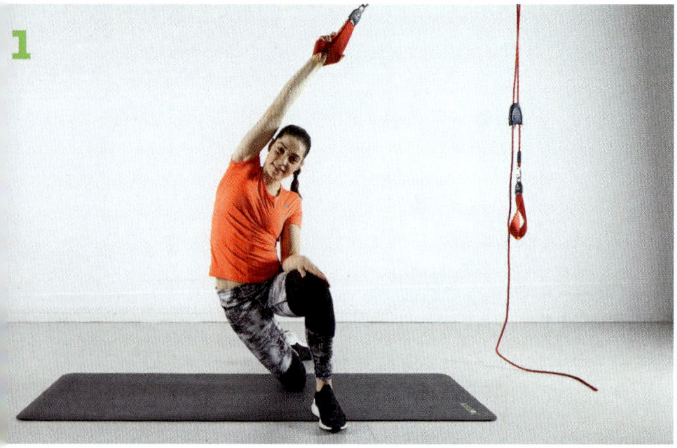

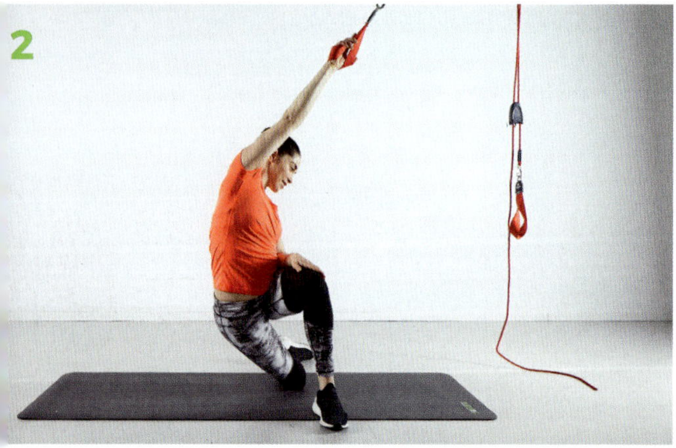

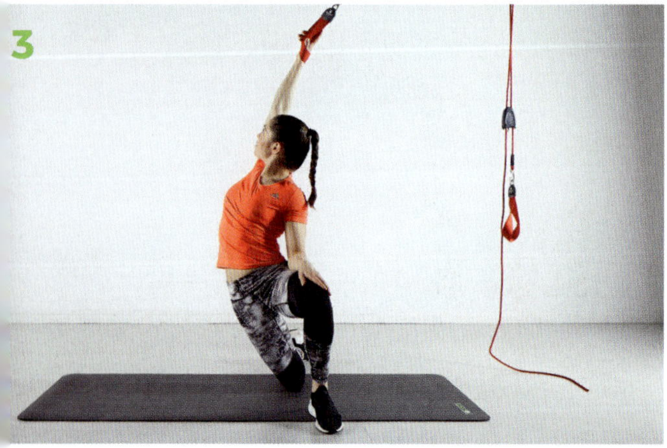

Methode 2: bewegt-statisches Dehnen

Wie beim progressiv-statischen Dehnen bildet auch bei dieser Methode das klassische statische Dehnen – also längere Zeit in einer eingenommenen Dehnposition zu verbleiben – die Grundlage. Jedoch verändert man beim bewegt-statischen Dehnen von Zeit zu Zeit die Position etwas, um die Dehnung zu variieren. Auf diese Weise werden wir der Dreidimensionalität des myofaszialen Systems gerecht und spannen uns in alle Richtungen auf. Jede Variation, beispielsweise durch Veränderung des Gelenkwinkels, führt einen veränderten Zug auf das Muskel-Faszien-System herbei.

Führe auch diese Methode für etwa 30 bis 60 Sekunden aus.

1. Knie dich in diesem Beispiel einen Schritt weit entfernt seitlich neben den Schlingentrainer. Stelle das innere Bein im rechten Winkel auf. Fasse mit der äußeren Hand durch eine Schlaufe des Schlingentrainers und umgreife diese, damit du einen guten Halt hast. Strecke deinen Arm über Kopf in Richtung Aufhängung des Schlingentrainers. Schiebe deinen Körper nun nach außen zur Seite, sodass du einen Dehnreiz wahrnimmst. In diesem Beispiel spürst du die Dehnung insbesondere an der äußeren seitlichen Rumpfmuskulatur.
2. Variiere innerhalb der Dehnung deine Körperposition. In diesem Beispiel kannst du deinen Oberkörper nach innen, hin zum Aufhängepunkt der Schlingen rotieren.
3. Die Bewegung kann jedoch auch in die andere Richtung erfolgen. Rotiere aus dem Oberkörper nach außen und hinten oben. Der Blick wandert jeweils mit der Rotationsrichtung mit.

Methode 3: dynamisches Dehnen

Im Gegensatz zum bewegt-statischen Dehnen werden hier die Bewegungen innerhalb der eingenommenen Dehnposition federnd ausgeführt. Diese Methode wird auch als rhythmisches oder ballistisches Stretching bezeichnet. Die wippenden Bewegungen sollten sich fast schwerelos anfühlen und ohne große Kraftanstrengung ausführbar sein. Ruckartige Bewegungen solltest du vermeiden.

Die federnden Bewegungen werden in der eingenommenen Position je nach Komplexität der Übung für 20 bis 60 Sekunden ausgeführt.

1. Greife dir für dieses Beispiel eine Schlaufe des Schlingentrainers und stelle dich eine Beinlänge entfernt mit dem Rücken vor den Schlingentrainer. Lege den Fußrücken eines Beins in die Schlaufe und strecke das Bein nach hinten weg. Beuge deinen Oberkörper nach vorn und lege die Fingerspitzen auf dem Boden ab. Du nimmst nun einen Dehnreiz wahr. In diesem Beispiel spürst du die Dehnung insbesondere an der Wadenmuskulatur und der Oberschenkelrückseite des Standbeins sowie entlang des Rückens bis hin zur Nackenmuskulatur.
2. Führe in der eingenommenen Position kleine federnde Auf- und Abbewegungen mit dem Oberkörper aus.

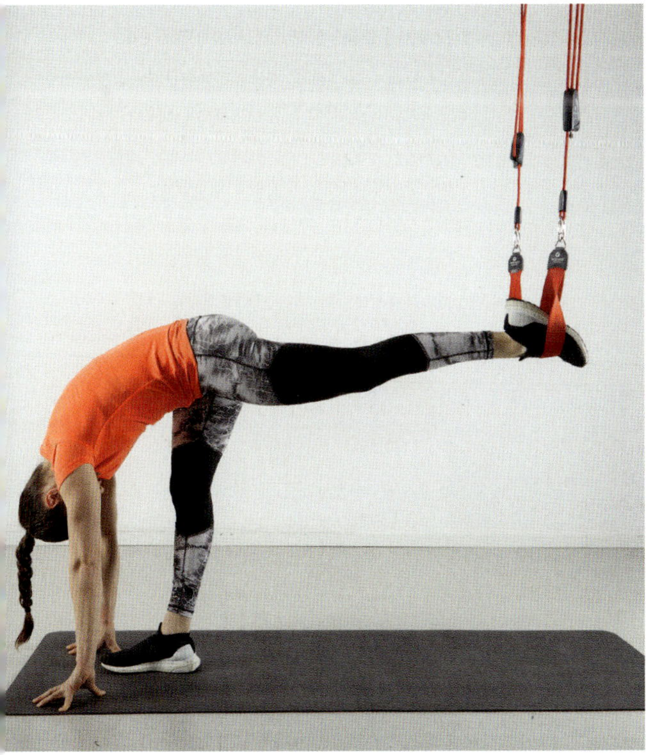

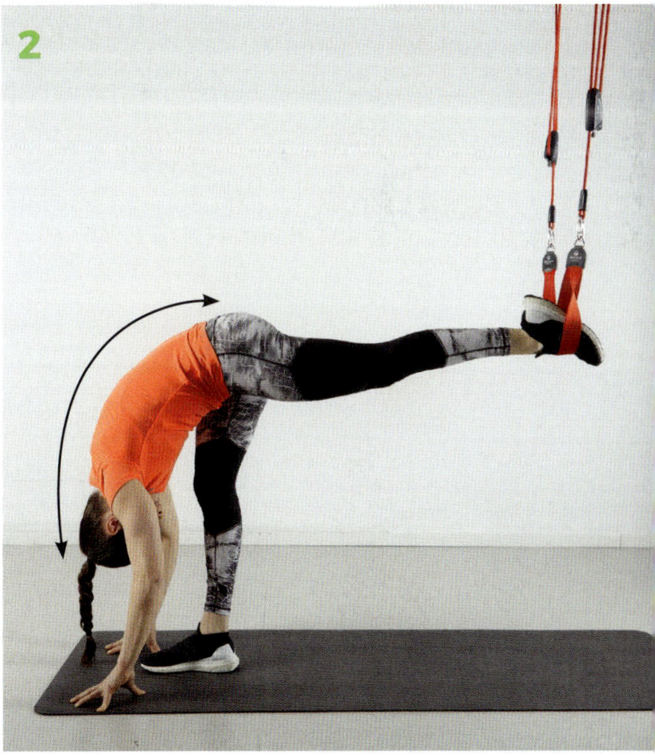

Methode 4: Anspannungs-Entspannungs-Dehnen

Aus der eingenommenen statischen Dehnposition spannst du bei dieser Methode die zu dehnende Muskulatur zunächst für 5 bis 10 Sekunden mit mittlerer Intensität gegen einen Widerstand, die Schlingen, an. Nach der Anspannungsphase sinkst du für 15 bis 20 Sekunden ohne jegliche Anspannung mehr und mehr in die Dehnung hinein. Die Anspannungs- und Entspannungsphasen werden 3- bis 5-mal im Wechsel ausgeführt. Spanne bei jeder weiteren Anspannungsphase die Muskulatur etwas stärker an. Von Serie zu Serie gelangst du tiefer in die Dehnposition.

1. Stelle dich mit schulterbreit geöffneten Füßen frontal vor die Schlingen und greife die Schlaufen. Gehe nach hinten und beuge den Oberkörper gestreckt nach vorn, schiebe die Arme nach vorn und das Gesäß nach hinten. Oberkörper und Beine befinden sich nun im rechten Winkel zueinander. Die Schlingen hängen senkrecht herab. Deine Beine sind in dieser Position gestreckt und den Kopf hältst du in Verlängerung zur Wirbelsäule. Nimm einen Dehnreiz wahr. In diesem Beispiel spürst du die Dehnung an der Oberschenkelrückseite sowie der Brustmuskulatur.
2. Baue mit den Händen für 5 bis 10 Sekunden etwas Druck in die Schlaufen auf, indem du aus der Kraft der Brustmuskulatur die Arme aktiv nach unten drückst. Lasse danach wieder locker und sinke für 15 bis 20 Sekunden ohne jegliche Anspannung mehr und mehr in die Dehnung, indem du dein Brustbein in Richtung des Bodens sinken lässt. Führe die Anspannungs- und Entspannungsphasen im Wechsel für 3 Serien durch. Begib dich mit jeder Entspannungsphase noch etwas tiefer in die Position hinein.

1

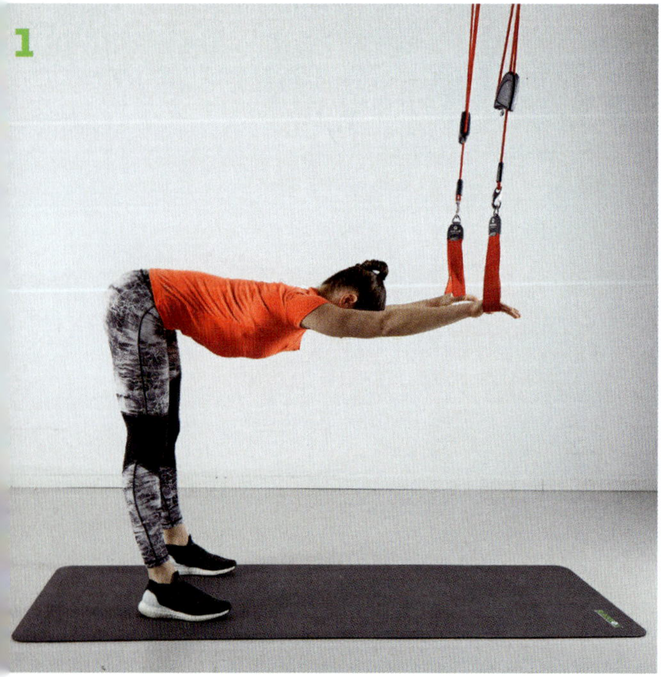

2

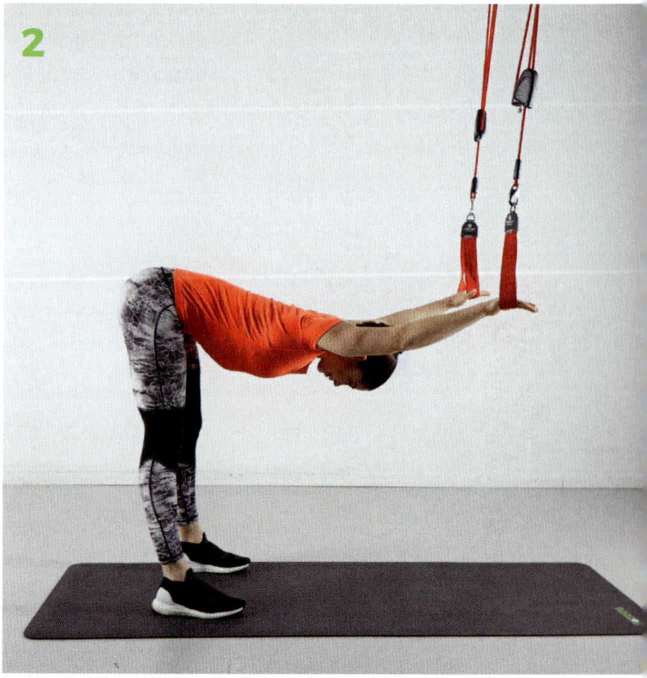

Die Mobility-Methode: aktive Bewegung

Mit dem Mobility-Training kommen wir zum aktiven Beweglichkeitstraining. Bei den Mobility-Übungen wird das komplette Bewegungsausmaß durch eigene muskuläre Ansteuerung erreicht.

Je nach Komplexität der Übung wird die Bewegungsabfolge je Körperseite 5- bis 10-mal ausgeführt.

1. Stelle dich in diesem Beispiel mit schulterbreit geöffneten Füßen frontal vor den Schlingentrainer und greife beide Griffe. Neige deinen Oberkörper mit gestrecktem Rücken nach vorn und schiebe gleichzeitig dein Gesäß nach hinten. Beide Beine sind dabei leicht gebeugt.
2. Rotiere aus dieser Position deinen Oberkörper zu einer Seite auf. Dein gleichseitiger Arm öffnet gestreckt ebenfalls zur Seite auf und dein Blick folgt. Rotiere deinen Oberkörper wieder zurück zur Mitte und wiederhole diesen Bewegungsablauf zur anderen Seite. Fahre wechselseitig fort, insgesamt 10-mal pro Seite.

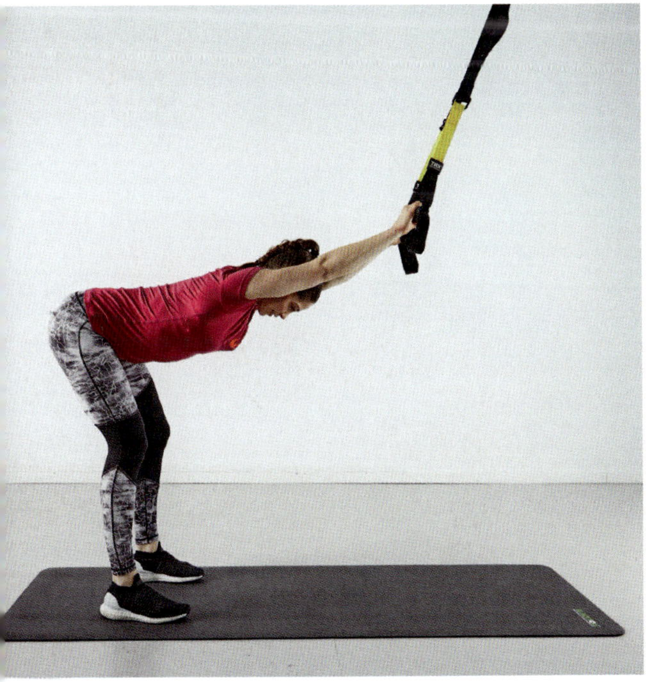

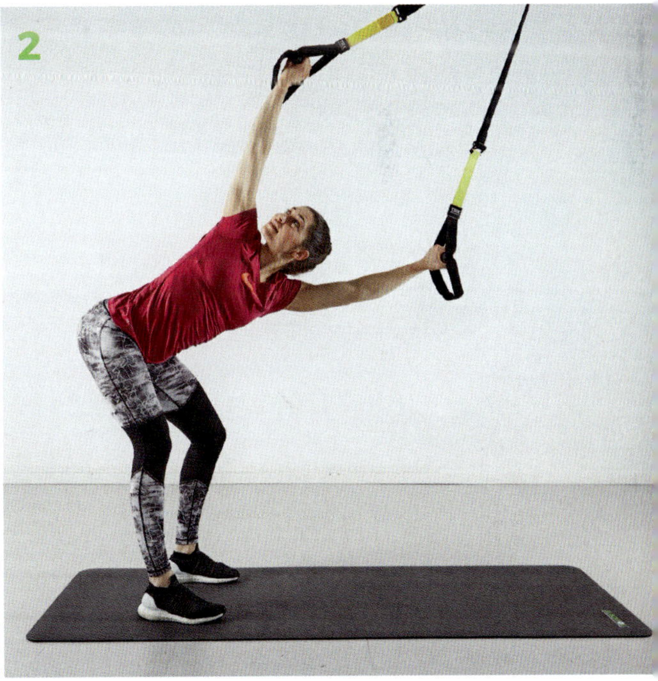

Effektives und sicheres Beweglichkeitstraining

Um von allen positiven Effekten des Beweglichkeitstrainings zu profitieren und es vor allem sicher auszuführen, gilt es, ein paar Punkte zu hinterfragen: Zu welchem Zeitpunkt ist der Einsatz welcher Methode sinnvoll und wann kann das Beweglichkeitstraining kontraproduktiv sein? Wie finde ich die passende Intensität? Welchen Einfluss hat die Atmung und wie kann ich diese unterstützend einsetzen? Was kann ich tun, damit das Stretching und das Mobility-Training sicher ablaufen?

Zeitpunkt: Wann ist Dehnen sinnvoll?

Vor dem Fußballspiel oder der Joggingrunde wurde früher fleißig unter der Annahme gedehnt, dass sich das Dehnen positiv auf die Leistungsfähigkeit auswirke, eine Verletzungsprophylaxe darstelle oder sogar vor Muskelkater schütze. In der Sportwissenschaft gibt es viele kontroverse Meinungen zum Dehnen. In einem Punkt ist man sich jedoch mittlerweile einig: Dehnen vor der Belastung hat keine positive Auswirkung auf die sportliche Leistungsfähigkeit. Im Gegenteil, intensives Dehnen vor der Belastung kann die sportliche Leistung sogar herabsetzen. Studien haben gezeigt, dass unabhängig von der angewandten Dehnmethode das Leistungsvermögen durch ein kräftiges Dehnen im Vorfeld eines Wettkampfs deutlich gesenkt werden kann. Fakt ist, dass die Schnellkraft und Sprungleistung unmittelbar nach dem statischen Dehnen herabgesetzt sind. Ein durch das Dehnen reduzierter Muskeltonus liegt somit nicht im Interesse des Sportlers. Dies trifft insbesondere auf Sportarten zu, bei denen ein hoher Muskeltonus benötigt wird, beispielsweise beim Krafttraining oder im Ausdauerbereich beim Rad- und Laufsport.

Stretching ist nur dann sinnvoll, wenn höchste Beweglichkeit in der Sportart gefordert ist. Dies ist beispielsweise beim Turnen, beim Kampfsport oder dem Hürdenlauf der Fall. Aber auch in diesen genannten Beispielen sollte das Dehnen sportartspezifisch stattfinden. So sollte ein Hürdenläufer vor dem Wettkampf auf ein Ganzkörperstretching verzichten, kann jedoch von einem gezielten Dehnen der Adduktoren, also der Oberschenkelinnenseite, profitieren. Wenn das Dehnen somit den Anforderungen der Sportart gerecht wird und eine maximale Bewegungsreichweite gefordert wird, ist ein gezieltes und spezifisches Dehnen vor der sportlichen Belastung sinnvoll. Sportarten, in denen Explosivkraft gefragt ist, beispielsweise beim Sprinten oder Speerwerfen, können von einem dynamischen Dehnen vor der Belastung profitieren.

Vor einer sportlichen Belastung sollte es primär das Ziel sein, die Durchblutung zu steigern und den gesamten Bewegungsapparat, also die Muskeln, Faszien, Sehnen, Gelenkkapseln und Bänder, auf die bevorstehende Belastung vorzubereiten. Hier kommen die Mobility-Übungen ins Spiel. Sie eignen sich hervorragend, um den Körper auf Betriebstemperatur zu bringen, sowohl auf Gewebs- als auch auf neuronaler Ebene.

Zusammenfassend kann gesagt werden, dass die Anforderungen einer Sportart darüber entscheiden, ob Dehnen vor einer Belastung sinnvoll ist und welche Methoden gegebenenfalls in Frage kommen. Intensives statisches Dehnen vor dem Sport ist in den seltensten Fällen sinnvoll. Mobility-Übungen können jedoch bedenkenlos in ein Warm-up integriert werden.

Wie sieht es mit dem Dehnen während des Sports aus? Vergleichbar mit dem Zeitpunkt vor der sportlichen Aktivität, ist es auch während der sportlichen Aktivität uninteressant, den Muskeltonus durch das Dehnen zu reduzieren. Dennoch sieht man immer wieder, dass Läufer ihre Joggingrunde unterbrechen, um sich an Parkbänken ausgiebig und intensiv zu dehnen. Einen Nutzen haben sie davon jedoch nicht. Im schlimmsten Fall steigt dadurch sogar das Verletzungsrisiko. Während des Sports ist es höchstens sinnvoll, ein dynamisches Dehnen auszuführen. So kann man den Speerwerfer zwischen den einzelnen Würfen beobachten, wie dieser immer wieder federnde Ausholbewegungen ausführt.

Nach einer sportlichen Aktivität heißt es regenerieren. Die meisten Kursstunden im Fitnessstudio werden mit einem Stretching abgeschlossen. Ein intensives Dehnen direkt nach der Belastung kann für die Erholung der Muskulatur jedoch kontraproduktiv sein. Die durch das Training erzeugten Mikrotraumen der Muskulatur – kleinste Risse im Muskelgewebe – können durch ein Dehnen sogar noch intensiviert werden, wodurch sich die Regeneration verzögert. Nach dem Training sind zudem die Gefäße damit beschäftigt, Stoffwechselendprodukte, wie beispielsweise Laktat, abzutransportieren. Durch das Dehnen verkleinert sich der Querschnitt der Gefäße, was den Abtransport behindert. Direkt im Anschluss an die sportliche Belastung sollte also auf ein zu intensives Dehnen verzichtet werden. Zwischen dem Abschluss der sportlichen Aktivität und dem Dehnen sollte eine Pause von mindestens 30 bis 60 Minuten liegen.

Das Beweglichkeitstraining im Trainingsplan

Um von den positiven Effekten des Beweglichkeitstrainings zu profitieren und eventuelle Nachteile auf die sportliche Leistungsfähigkeit auszuschließen, sollte das Beweglichkeitstraining einen Platz als alleinstehende Trainingseinheit im Trainingsplan erhalten. Erkenne das Stretching und das Mobility-Training als wichtige Routine in deinem Alltag an. Auf diese Weise wird sich nicht nur deine Beweglichkeit verbessern, sondern auch deine sportliche Leistungsfähigkeit.

Nun sind wir nicht alle im Profisport zu Hause und nicht jedem geht es darum, die letzten Prozente der sportlichen Leistungsfähigkeit herauszuholen. Die bisherigen Überlegungen zum Zeitpunkt des Beweglichkeitstrainings beruhen jedoch auf dieser Annahme. Argumente für ein intensives statisches Dehnen vor der sportlichen Belastung gibt es in den seltensten Fällen. Meiner persönlichen Meinung nach ist es jedoch durchaus vertretbar, eine Trainingseinheit mit einem nicht allzu intensiven progressiv- oder bewegt-statischen Dehnen zu beenden. Oft wird dieses schlichtweg als entspannend wahrgenommen und lässt eine

Welche Methode zu welchem Zeitpunkt?			
Vor dem Sport	**Während des Sports**	**Nach dem Sport**	**Alleinstehende Einheit**
• Mobility • Dynamisches Dehnen	• Dynamisches Dehnen (wenn für die sportliche Anforderung sinnvoll) • Mobility	• Progressiv-statisches Dehnen (keine zu intensive Ausführung) • Bewegt-statisches Dehnen (keine zu intensive Ausführung)	• Progressiv-statisches Dehnen • Bewegt-statisches Dehnen • Dynamisches Dehnen • Anspannung-Entspannungs-Dehnen • Mobility

Trainingseinheit angenehm ausklingen. Das Einlegen einer 30- bis 60-minütigen Pause nach der eigentlichen Trainingsbelastung, um dann erst später mit dem Stretching fortzufahren, ist sicherlich für viele unpraktikabel. Achte nach sehr hohen Trainingsbelastungen jedoch darauf, dass das Stretching am Ende deiner Trainingseinheit etwas sanfter ausfällt.

Wie die Atmung das Beweglichkeitstraining beeinflusst

Unsere Atmung ist normalerweise ein autonomer Prozess, er findet statt, ohne dass wir darüber nachdenken. Beim Beweglichkeitstraining können wir uns hingegen eine bewusste Atmung zunutze machen. Über die Atmung können wir unsere Muskelspannung regulieren, da sich diese auf das vegetative Nervensystem auswirkt. Das vegetative Nervensystem wird auch als autonomes Nervensystem bezeichnet; autonom insofern, als dass über das vegetative Nervensystem automatisch ablaufende innerkörperliche Vorgänge, wie der Herzschlag, der Puls, die Verdauung, die Muskelspannung oder die Atmung, reguliert werden. Diese Vorgänge können vom Menschen nicht direkt willentlich beeinflusst werden. Eine indirekte Beeinflussung, durch die Atmung, ist jedoch möglich.

Mit der Atmung können wir auf das Verhältnis zwischen Sympathikus und Parasympathikus einwirken. Neben dem enterischen Nervensystem, das Darmnervensystem, sind Sympathikus und Parasympathikus Teil des vegetativen Nervensystems. Sympathikus und Parasympathikus wirken wie Gegenspieler. Der Sympathikus bereitet den Organismus auf körperliche und geistige Leistung vor, der Parasympathikus sorgt für Erholung, Entspannung und Energieaufbau. Kurzum, über den Sympathikus werden hauptsächlich leistungsfördernde und über den Parasympathikus hauptsächlich erholungsfördernde Signale ausgesendet. Auf die Muskulatur bezogen bedeutet dies, dass der Sympathikus den Muskeltonus erhöht und der Parasympathikus diesen herabsetzt.

Eine erhöhte Muskelspannung ist beim Beweglichkeitstraining kontraproduktiv. Da wir aber über die Atmung indirekt unser vegetatives Nervensystem und damit auch den Muskeltonus beeinflussen können, ist die richtige Atemtechnik ein nützliches Element für ein effektives und vor allem entspanntes

BEWEGLICHKEITSTRAINING FÜR EINE BESSERE ATMUNG

Die Atmung hat großen Nutzen für das Beweglichkeitstraining. Umgekehrt wirken sich aber auch die Dehn- und Mobility-Übungen positiv auf die Atmung aus. Insbesondere bei Übungen zum Öffnen des Brustkorbs wird die Atemmuskulatur gedehnt. Zu diesen Übungen zählen beispielsweise der Halbkniestand mit Rückbeuge (Seite 80/81) oder der aufgespannte Ausfallschritt (Seite 128/129). Insbesondere die Zwischenrippenmuskeln, aber auch die Atemhilfsmuskulatur, zu der einige Muskeln der Hals-, Brust- und Bauchmuskulatur zählen, erfahren bei den genannten Übungen eine Dehnung. Atem- und Atemhilfsmuskulatur bewirken die Ausdehnung des Brustkorbs bei der Einatmung beziehungsweise die Verengung bei der Ausatmung. Man kann sich gut vorstellen, dass eine in diesem Bereich verspannte Muskulatur sich ungünstig auf die Atmung auswirkt. Das Beweglichkeitstraining führt somit zu einer freieren Atmung.

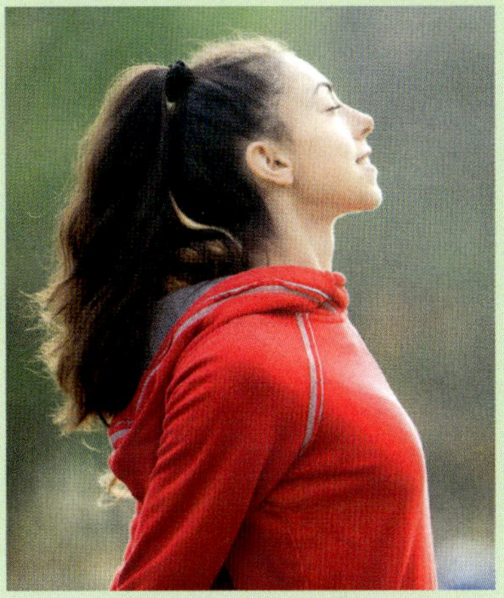

Mit Beweglichkeitstraining wird die Atmung freier.

Beweglichkeitstraining. Eine langsame und tiefe Atmung bringt Ruhe und Entspannung. Ein reduzierter Muskeltonus lässt uns noch tiefer in die Dehnposition sinken. Mit der richtigen Atmung wird das Stretching zeitgleich zur Entspannungsübung. Insbesondere das progressiv- und das bewegt-statische Dehnen eignen sich in der Kombination mit einer ruhigen, tiefen Atmung, um abends das Stresslevel zu reduzieren. Dies ist insbesondere für diejenigen interessant, die Einschlafschwierigkeiten haben.

Dein bewusster Atem gibt dir also den Rhythmus in deinem Beweglichkeitstraining vor. Bei den statischen Dehnmethoden (Seite 27/28), sinkst du mit der Ausatemphase noch tiefer in die Dehnposition. Versuche die

Ausatemphase etwas länger zu gestalten als die Einatemphase. Durch das langsame Ausatmen kannst du die Sympathikusaktivität reduzieren und das Verhältnis in Richtung einer parasympathischen Aktivität verschieben. Die Folge sind Ruhe und Entspannung, eine bessere Regeneration sowie tiefe, entspannte Stretches durch einen geringeren Muskeltonus. Auch bei den anderen Dehn-Methoden kannst du mit der Atmung arbeiten. Nutze beim Anspannungs-Entspannungs-Dehnen die Ausatemphase und lasse die aktive muskuläre Kontraktion bewusst los. Sinke mit der Ausatmung nach der Kontraktion tiefer in die Dehnung. Nimm dabei bewusst den Unterschied zwischen Anspannung und Entspannung wahr. Beim dynamischen Dehnen, also bei den federnden und wippenden Bewegungen, lässt du die Atmung gleichmäßig und ohne jegliche Kraftanstrengung fließen. Und auch bei den Mobility-Übungen ist die Atmung der Taktgeber: Atme ein, während du den Oberkörper öffnest und streckst. Auf diese Weise unterstützt du mit der Bewegung die Einatmung.

Wie intensiv sollte trainiert werden?

Wie so oft gilt es, den schmalen Grat zwischen einem Zuviel und Zuwenig zu treffen. Man kann erst dann von einer Dehnung sprechen, wenn in der endgradigen Position – also die Position, die für dich gerade noch möglich ist – ein ausreichender Dehnreiz zu spüren ist. Ich möchte in diesem Zusammenhang von einem »Wohlweh« sprechen, also einem angenehmen Dehnungsschmerz. Wenn du gerade erst mit dem Beweglichkeitstraining begonnen hast, taste dich zu Beginn vorsichtig an die endgradigen Positionen ran und steigere die Intensität des Dehnens langsam von Einheit zu Einheit. Je besser dein eigenes Körpergefühl ist, umso leichter fällt es dir, zwischen einem positiven und einem negativen Schmerz zu unterscheiden. Achte auch unabhängig von der Intensität des Dehnens darauf, dass sich die Übungen für dich gut anfühlen. Sollte neben dem Dehnreiz in der Übungsausführung Schmerz auftreten oder sich die Übung nicht gut anfühlen, dann verzichte auf diese Übung. Safety First!

Regeln für ein sicheres Training

Um von den positiven Effekten des Beweglichkeitstrainings zu profitieren und kein Verletzungsrisiko einzugehen, gilt es, ein paar Punkte zu beachten. Halte diese Punkte ein, dann kannst du sichergehen, dass dir die Dehn- und Mobility-Übungen nutzen und nicht schaden.

Wärme dich kurz vorher auf

Ein Beweglichkeitstraining kann durchaus intensiv sein. Wärme dich, vergleichbar wie bei einem Krafttraining, kurz vorher auf. Ein schnelles Gehen auf der Stelle und Armkreisen erhöhen beispielsweise deine Körpertemperatur und bereiten die Strukturen, wie Muskeln, Faszien und Sehnen, auf die kommenden Dehn- und Mobility-Übungen vor. Das kurze Warm-up dient als Verletzungsprävention und lässt dein Beweglichkeitstraining noch effektiver werden, da die Strukturen sich im aufgewärmten Zustand besser verformen lassen. Auch die Raumtemperatur spielt in diesem Zusammenhang eine Rolle. Achte darauf, dass du dein Beweglichkeitstraining nicht bei zu geringen Außentemperaturen durchführst. Bei angenehmen Temperaturen wirst du sicherlich besser in die gewollte Entspannung kommen.

Keine ruckhaften Bewegungen ausführen

Das Beweglichkeitstraining hat viel mit Körperwahrnehmung zu tun. Führe jede Dehnung, ganz gleich welcher Methode, achtsam und kontrolliert aus. Dies gilt auch für die dynamische Dehnung mit wippenden und federnden Bewegungen. Es ist ein Unterschied, ob du die Übungen in der Dehnposition mit großer Kraftanstrengung und ruckhaften Bewegungen oder mit sanften, fast schwerelosen Bewegungen ausführst. Führe jede Bewegung sowohl langsam als auch kontrolliert aus und löse die Dehnposition ebenso wieder auf.

Taste dich langsam heran

Falscher Ehrgeiz hat im Beweglichkeitstraining nichts zu suchen. Steigere gerade zu Beginn die Intensität (Seite 35) nur allmählich. Ein Sportler, der mit dem Lauftraining beginnt, sollte nicht direkt die Marathondistanz zurücklegen. Wie bei jeder anderen Sportart auch gibt es beim Beweglichkeitstraining eine Leistungskurve, die sich langsam, aber stetig nach oben entwickelt. Gib beim Dehnen und Mobility-Training deinen Körperstrukturen die notwendige Zeit zur Anpassung.

Die Übungen dieses Buches sind in unterschiedliche Intensitätsstufen eingeordnet. Dies wird dir gerade zu Beginn dabei helfen, die für dich passende Übung zu finden.

Hol dir Rat

Mit dem Beweglichkeitstraining sorgst du für mehr Wohlbefinden und Leistungsfähigkeit in Sport und Alltag. Es kann dennoch Gründe geben, die gegen das Dehnen und Mobility-Übungen sprechen. Bei bestehenden Verletzungen oder gesundheitlichen Bedenken, ob das Beweglichkeitstraining ohne Risiko umgesetzt werden kann, gilt es, vorab einen Arzt aufzusuchen.

Nimm deinen Körper bewusst wahr

Dehnen und Mobilisieren hat viel mit achtsamem Wahrnehmen des eigenen Körpers zu tun. Jeder Mensch ist anders. Dies bedeutet, dass jeder seine individuellen Beweglichkeitseinschränkungen hat und jeder eine eigene Vorgeschichte in Bezug auf Verletzungen. Das Beweglichkeitstraining kann eine Chance sein, deinen Körper genauer kennenzulernen. Nimm dir für die Arbeit an der Beweglichkeit Zeit. Schule dein Körperbewusstsein und finde heraus, an welchen Stellen dein Körper »Pflege« benötigt. Wo sind deine Einschränkungen? Welche Bewegungen fühlen sich freier an als andere? Achte in diesem Zusammenhang auch auf Schmerzen, die unabhängig vom Dehnreiz auftreten könnten. Respektiere diese und nimm sie als Signal des Körpers wahr, dass zum jetzigen Zeitpunkt eine Übung gegebenenfalls nicht die richtige ist.

Miss dich nicht an anderen

Die eigene Beweglichkeit ist von zahlreichen Faktoren abhängig. Alter, Geschlecht, Trainingszustand, zurückliegende Verletzungen, bis hin zu genetischen Faktoren sind nur ein paar Parameter, die deine Beweglichkeit bestimmen. Inbegriffen sind Punkte, die du nicht beeinflussen kannst. Kurzum, das maximale Bewegungsausmaß eines jeden ist sehr individuell. Vergleiche dich daher nicht mit anderen, entwickle zumindest keinen falschen Ehrgeiz. Aber: Unabhängig von den genannten Faktoren kann jeder für sich deutliche Fortschritte erzielen. Deine aktuelle Beweglichkeit ist dein Startpunkt für deine persönliche Beweglichkeitschallenge. Miss dich an deinen eigenen Fortschritten!

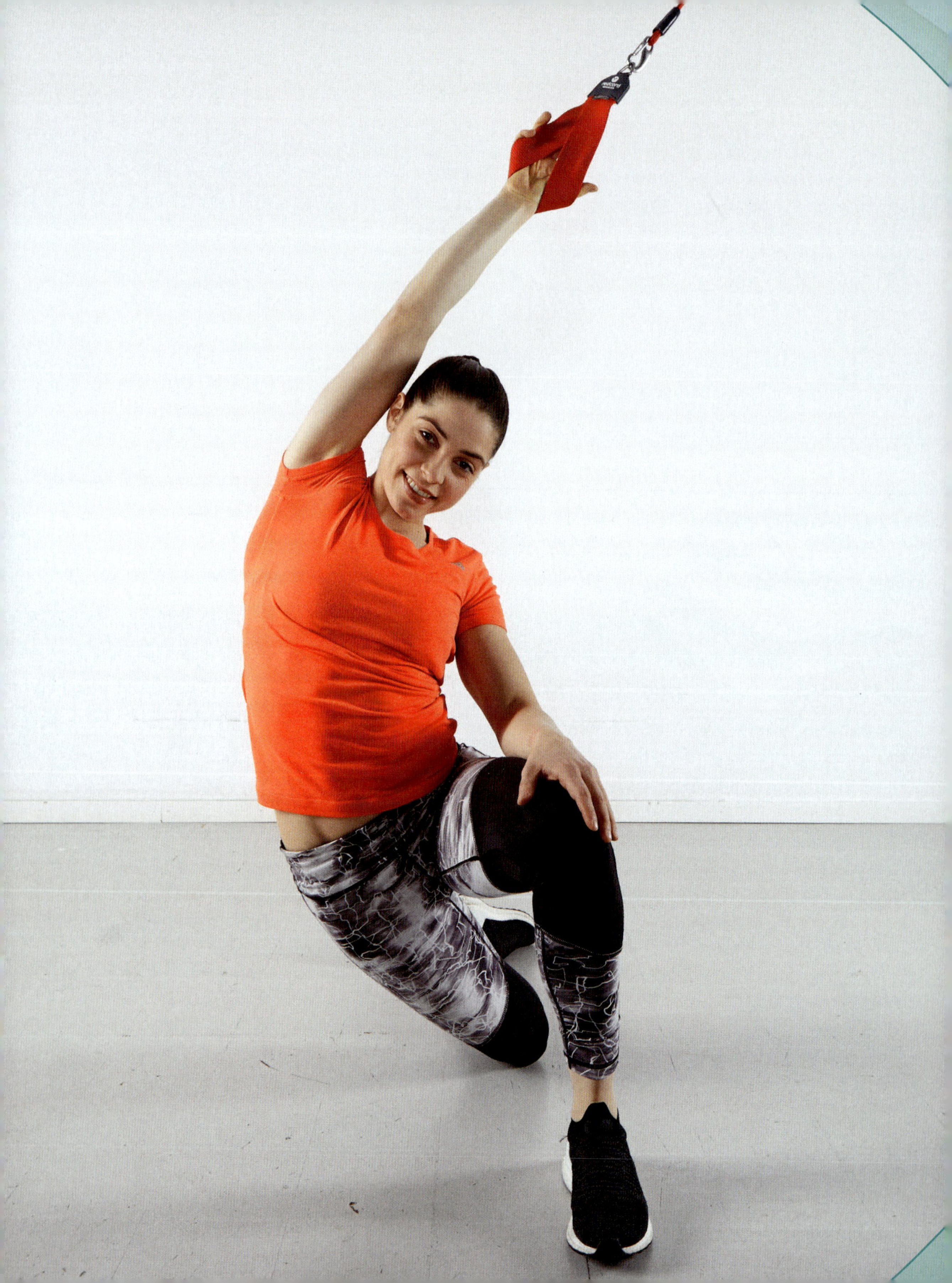

2

Mobility und Stretching mit dem Schlingentrainer

Vom Stellenwert eines Beweglichkeitstrainings konntest du dich schon überzeugen. Auch welche Methoden dazu eingesetzt werden und auf welche Strukturen das Training wirkt, hast du bereits erfahren. Weshalb eignet sich jedoch gerade der Schlingentrainer für das Mobility-Training und Stretching? Dies erfährst du in diesem Kapitel. Damit du dich später zudem voll und ganz auf die Umsetzung der Übungen konzentrieren kannst, gebe ich dir im Folgenden noch das nötige Wissen über den Schlingentrainer und dessen Handhabung mit auf den Weg.

Die fünf Elemente des Schlingentrainings

Das Schlingentraining verbindet man nicht unbedingt als Erstes mit Mobility und Stretching. Welche Gedanken gehen dir bei dem Stichwort »Schlingentraining« durch den Kopf? Vermutlich denkst du jetzt an ein schweißtreibendes Workout, das deine Muskeln effektiv kräftigt. Ganz gleich ob Gruppen-, Personal-, Athletik- oder Rehatrainer, jeder schätzt die Schlingen als effizientes Trainingsgerät in der Arbeit mit Kunden und Patienten. Das Schlingentraining wird dabei allzu oft nur auf das reine Kräftigungstraining reduziert. Es kann jedoch weitaus mehr. Kaum ein anderes Trainingsgerät bietet so vielseitige Trainingsmöglichkeiten wie die Schlingen. Aus diesem Grund ist der Schlingentrainer für mich das Tool, um den Körper ganzheitlich und funktionell zu trainieren.

Schöpft man das gesamte Potenzial aus, so kann man alle Bereiche der fünf motorischen Grundfähigkeiten ansprechen (siehe Abbildung). Ich zeige dir diese fünf Elemente des Schlingentrainings auf und erkläre, welche Eigenschaften des Schlingentrainers diesen zum perfekten Tool für dein Beweglichkeitstraining machen. Ich bin mir sicher, dass du die ersten vier Fähigkeiten bereits bewusst, aber eventuell auch unbewusst mit den Schlingen trainiert hast. Zusammen mit dem Beweglichkeitstraining aus Mobility und Stretching wird dein Schlingentraining nun komplett.

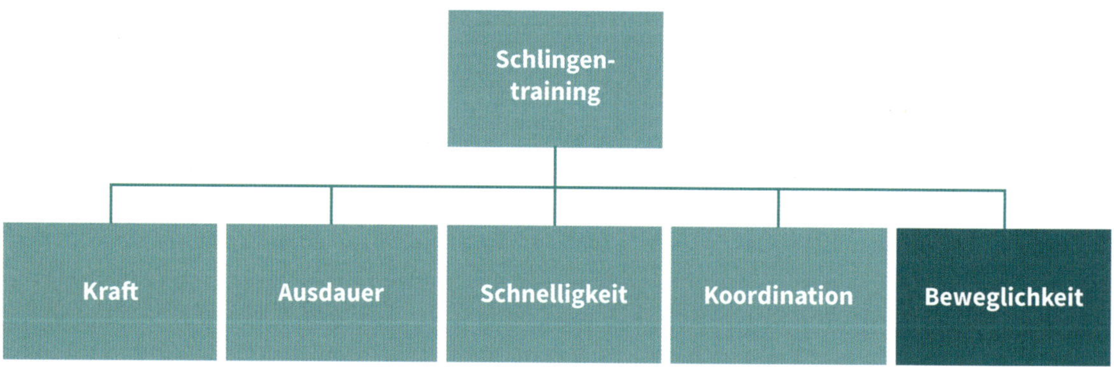

Kraft

Das Training an den Seilen ist eine hervorragende Möglichkeit, die Muskulatur zu kräftigen. Bezogen auf das Kräftigungs- und Stabilisationstraining ist der Schlingentrainer manch einem anderen Trainingsgerät weit überlegen. Im Gegensatz zu einem gerätegestützten Krafttraining erreichen wir durch die Instabilität der Seile nicht nur die globale Muskulatur, sondern auch die lokale Muskulatur. Die von der Bewegungsrichtung abhängige globale Muskulatur lässt uns in Bewegung kommen, die von der Bewegungsrichtung unabhängige lokale Muskulatur stabilisiert unsere Gelenke. Zum Anheben einer Getränkekiste vom Boden benötigst du deine globale Muskulatur, unter anderem den Beinstrecker, die Gesäß- und Rückenmuskulatur sowie die Armbeuger; bei der eigentlichen Hebebewegung arbeitet aber auch die gelenknahe, lokale Muskulatur mit, um deine Gelenke, beispielsweise die Wirbelsäule, zu stabilisieren. Gut funktionierende lokale Stabilisatoren sind die Basis für funktionelle, ökonomische Bewegungsmuster. Nur durch ein optimales Zusammenspiel globaler und lokaler Muskulatur ist eine bestmögliche Kraftentfaltung abrufbar. Dieses Zusammenspiel ist aber auch essenziell für langfristige Schmerzfreiheit und eine gute Körperhaltung.

Ausdauer

Ausdauer ist die physische und psychische Widerstandsfähigkeit des Organismus gegen Ermüdung bei lang andauernden Belastungen. Hast du schon einmal eine Schlingentrainer-Kursstunde besucht? Dann stimmst du mir sicherlich zu, dass genau diese Widerstandsfähigkeit in dieser Stunde gefragt ist. Je nach Aufbau des Trainings werden die Pausenzeiten zwischen den einzelnen Übungen kurz gehalten und auf diese Weise die Muskelpartien in schnellem Wechsel gefordert. Dieser Aufbau garantiert einen konstant erhöhten Pulsschlag und ein effektives Training deines Herz-Kreislauf-Systems. Obwohl der Schwerpunkt bei vielen Trainingseinheiten primär auf der Kräftigung liegt, kann durch eine derartige Trainingsgestaltung gleichzeitig die Ausdauer verbessert werden.

Schnelligkeit

Die Schnelligkeit bezieht sich auf die Fähigkeit, auf einen Reiz in kürzester Zeit zu reagieren und Bewegungen mit maximaler Geschwindigkeit durchzuführen. Bedingt durch den instabilen Charakter des Schlingentrainings muss unser Körper während des Trainings ständig schnellstmöglich Informationen verarbeiten und auf diese reagieren. Diese Reize können auch von außen kommen. Lasse dir im Seitstütz von deinem Trainingspartner oder Trainer mal einen Ball zuwerfen. Auf diese Weise trainierst du deine Reaktionsschnelligkeit. Mit den Schlingen lassen sich aber auch explosive Bewegungen wie Sprünge umsetzen, ein Training der Bewegungsschnelligkeit.

Koordination

Das Schlingentraining stellt hohe koordinative Anforderungen an den Trainierenden, da es immer instabil ist und das Trainingsgerät freie Bewegungen im Raum zulässt, sodass die gesamte Stabilisierungsarbeit selbst aufgebracht werden muss. Im Vergleich dazu bietet zum Beispiel die sitzende Brustpresse durch das Rückenpolster und den Sitz sehr viel Stabilität. Das Gerät lässt auch nur eine vorgegebene Bewegung zu. Beim klassischen Bankdrücken im Liegen erspart die Liegefläche ebenfalls viel Stabilisationsarbeit. Im Vergleich zur Brustpresse ist dagegen die eigentliche Bewegung – das nach oben Wegdrücken der Stange – deutlich freier. Am koordinativ anspruchsvollsten ist der Liegestütz an den Schlingen, da die gesamte Stabilisation durch den Trainierenden selbst aufgebracht werden muss. In diesem Fall gibt es keinerlei

NEUROMUSKULÄRES TRAINING

Eine funktionelle und ökonomische Bewegung basiert auf einer funktionierenden Kommunikation zwischen Gehirn und Muskulatur. Erst seit den letzten Jahren erhält dieses neuromuskuläre Zusammenspiel erhöhte Aufmerksamkeit in der Bewegungslehre. Bis dato hatte der Fokus vielmehr auf den Befehlsempfängern, der Muskulatur, gelegen. Nur eine Ansteuerung zur richtigen Zeit und mit der passenden Intensität führt zu einer perfekt koordinierten Bewegung. Bei einem Tennisspieler, der gerade zum Schlag ansetzt, beginnt der Kraftfluss am Boden, fließt durch den gesamten Körper und endet in der bestmöglichen Beschleunigung des Schlägers. Nur wenn jede einzelne Muskelfaser zum richtigen Zeitpunkt und mit der richtigen Intensität angesteuert wird, kommt es zu einer präzisen Beschleunigung des Tennisballs in der gewünschten Geschwindigkeit. Das ideale Nerv-Muskel-Zusammenspiel eines einzelnen Muskels, die sogenannte intramuskuläre Koordination, und das Zusammenwirken verschiedener Muskeln innerhalb eines gezielten Bewegungsablaufes, die intermuskuläre Koordination, ermöglichen uns letztendlich eine funktionelle und ökonomische Bewegung.

Das Schlingentraining ist eine der besten Möglichkeiten, dieses Zusammenspiel zwischen Nervensystem und Muskulatur zu optimieren. Jede Bewegung, ganz gleich welcher Qualität, erfordert eine neuronale Ansteuerung der Muskulatur. Soll die neuromuskuläre Kontrolle verbessert werden, muss das Training gewisse Kriterien erfüllen. Letztendlich geht es im Training darum, einen hohen sensorischen Input zu erzeugen, um daraus resultierend einen motorischen Output zu erhalten. Das Training sollte instabil sein, in der geschlossenen kinetischen Kette (siehe Foto) stattfinden und Bewegungen im dreidimensionalen Raum zulassen, um einen hohen sensorischen Input zu erzeugen.

Wie kaum ein anderes Trainingsgerät erfüllt das Schlingentraining jedes dieser Kriterien: Beim Schlingentraining handelt es sich um körpergewichtstragende Übungen, die ganze Muskelketten ansprechen. Dadurch kommt es zu einer Kontraktion von Agonisten und Antagonisten, Spieler und Gegenspieler stabilisieren das Gelenk. Die Instabilität der Schlingen erfordert eine dynamische Stabilisierung, aktiviert Mechanorezeptoren und verbessert motorische Abläufe. Die Schlingen erlauben eine freie Bewegung im Raum, dies erfordert Koordination, Gleichgewicht und Körperwahrnehmung (siehe auch »Jede Bewegung beginnt im Gehirn«, Seite 14).

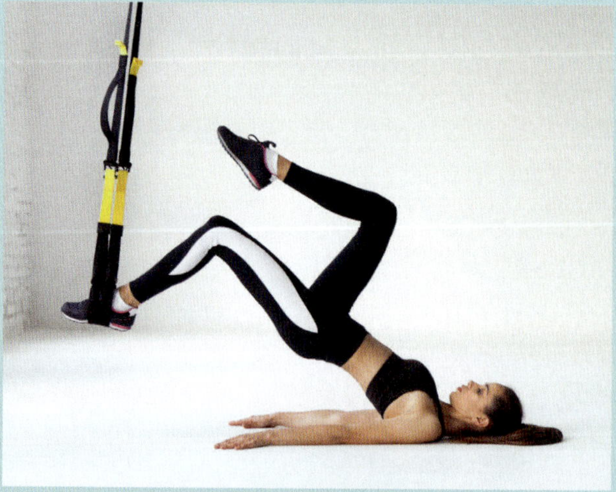

Beim Training in der geschlossenen Kette trägt das von der Körpermitte entfernte Körpersegment – hier das linke Bein – Teile des Körpergewichts.

Unterstützung durch eine Sitz- oder Liegefläche. Alle drei Übungen haben grundsätzlich den gleichen Bewegungsablauf sowie die gleiche Zielmuskulatur. Die erforderlichen koordinativen Fähigkeiten und somit der neuromuskuläre Anspruch (»Neuromuskuläres Training«, Seite 42) nehmen jedoch vom Liegestütz an den Schlingen über das Bankdrücken bis hin zur sitzenden Brustpresse an der Maschine ab.

Durch die Instabilität der Seile wird bei jeder Übung automatisch auch die Gleichgewichtsfähigkeit trainiert, die eine wichtige Komponente der koordinativen Fähigkeit darstellt. So muss beim Trainieren immer das Gleichgewicht gehalten oder bei kurzzeitigem Verlust schnell wiederhergestellt werden. Die Instabilität und die hohe Bewegungsfreiheit erfordern eine ständige Bestimmung und Veränderung der Lage und Bewegung des Körpers, sowohl zeitlich als auch räumlich gesehen. Unter diesen Aspekten trägt das Schlingentraining maßgeblich zur Unfall- und Verletzungsprophylaxe bei. Eine große Bewegungsgenauigkeit und -ökonomie mit einer damit verbundenen muskulären Feinabstimmung ist in den meisten sportlichen Disziplinen zudem bestimmend für die Leistung.

Beweglichkeit

Das Beweglichkeitstraining mit Mobility-Übungen und Stretching vervollständigt dein Schlingentraining in allen Bereichen. Bisher hat das Training an den Schlingen vielleicht ausschließlich in den ersten vier Elementen stattgefunden. Mit diesem Ratgeber kannst du nun auch deine Beweglichkeit an den Schlingen trainieren, ganz gleich ob als Mobility-Warm-up, als Stretching am Ende deines Workouts oder als eigenständige Trainingseinheit.

Mit den Schlingen zu mehr Beweglichkeit

Unser Körper muss als dreidimensionales System angesehen werden, in dem alles mit allem zusammenhängt. Diesen ganzheitlichen Ansatz greifen wir mit dem Beweglichkeitstraining an den Schlingen auf. Ein Beweglichkeitstraining muss sich natürlich und organisch anfühlen. Die Seile erlauben uns freie Bewegungen im Raum. Andere Geräte und Hilfsmittel lassen diese Bewegungsfreiheit oft nicht zu oder limitieren uns gar in der Bewegung. In einigen Fitnessstudios gibt es mittlerweile ein gerätegestütztes Beweglichkeitstraining. Sie verleihen dem Trainierenden eine gewisse Führung, um die Dehn- beziehungsweise Mobility-Übung sicher auszuführen. Dies geht jedoch zulasten einer notwendigen Bewegungsfreiheit, um den Körper in seiner Dreidimensionalität zu erfassen.

Aber ist generell überhaupt ein Hilfsmittel für das Beweglichkeitstraining notwendig? Viele in diesem Buch aufgeführten Übungen kommen dir sicherlich bekannt vor. Entweder handelt es sich hierbei um klassische Dehnübungen, um Positionen, die in ähnlicher Form im Yoga oder Pilates auftauchen, oder um Mobility-Übungen ohne zusätzliche Hilfsmittel. Weshalb sind Schlingen nun überhaupt notwendig? Bei vielen Übungen stellen die Schlingen die Verlängerung der myofaszialen Ketten dar. In solchen Positionen

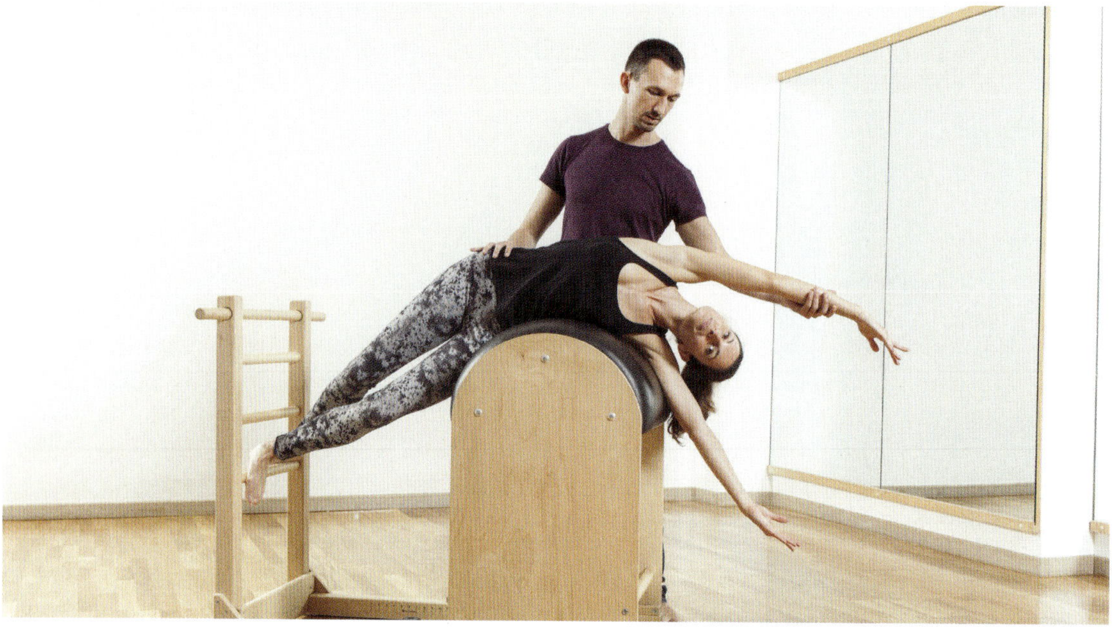

Im Gegensatz zu den Schlingen lässt ein Gerät weniger Bewegungsfreiheit zu.

erfahren die Strukturen, Muskeln und Faszien, durch die Schlingen einen intensiven Zug, der ohne Hilfsmittel nicht zu realisieren wäre. Der Dehnreiz bekommt durch den Einsatz der Schlingen somit eine ganz andere Qualität. Betrachten wir dazu ein Beispiel.

DEHNEN ODER GEDEHNT WERDEN

Ein Stretching kann auch mithilfe eines Trainers oder Therapeuten erfolgen. Dieser kann durch geeignete Grifftechniken und Einsatz seines Körpergewichts ähnlich wie die Schlingen Zug auf die Muskel-Faszien-Ketten ausüben. Auch in der Variation der Zugrichtung ist er völlig frei. Die Unterstützung beziehungsweise das Durchführen der Dehnung durch eine andere Person hat Nach- und Vorteile zugleich. Das selbstständig durchgeführte Beweglichkeitstrainings an den Schlingen gibt dir die Möglichkeit, deinen Körper selbst kennenzulernen und zu erkunden. Nimm wahr, wo sich Bereiche mit höherer und geringerer Spannung befinden. Niemand kann so viele Rückmeldungen des Körpers erhalten wie du selbst. Bei mangelndem Körperbewusstsein oder falschem Ehrgeiz besteht jedoch auch die Gefahr, sich mit den Mobility- und Stretching-Übungen zu überfordern. Ein erfahrener Trainer oder Therapeut kann hier auf sein theoretisches und praktisches Wissen zurückgreifen, ein geschulter Blick auf die Körperhaltung oder das Analysieren von Bewegungsmustern lässt ihn wissen, welche Körperbereiche besondere Aufmerksamkeit benötigen.

Der Halbkniestand mit Rückbeuge (Seite 80/81) ist eine Übung aus dem klassischen Dehnen, aber auch aus dem Yoga. Ziel ist es, die oberflächliche Frontallinie aufzuspannen. Der Zug ist hauptsächlich an der Oberschenkelvorderseite auf der Seite des aufgesetzten Knies, an der Vorderseite des Rumpfes, in der Brustmuskulatur und bis in die Fingerspitzen des nach oben gestreckten Arms wahrnehmbar. Die oberflächliche Frontallinie sowie die vorderen Armlinien (auf den folgenden Fotos: der linken Körperseite) erfahren in der gleichen Übung an den Schlingen ausgeführt einen spürbar intensiveren Zug als ohne Hilfsmittel. Durch die hohe Bewegungsfreiheit bieten die Schlingen einen weiteren großen Vorteil: Die Zugrichtung kann während der Übung variiert werden. Du kannst dich beispielsweise aus dieser Position aus dem Oberkörper leicht nach rechts neigen. Der Zug durch die Schlinge erreicht dann auch die Laterallinie der linken Körperseite. Diese kleinen Positionsveränderungen und die daraus resultierenden Variationen der Zugrichtungen auf die Gewebsstrukturen sind essenziell, um den Körper im dreidimensionalen Verständnis zu erfassen.

Das herkömmliche Stretching hat oft einen zweidimensionalen, linearen Charakter, wir erzeugen einen Zug von A nach B. Das Beweglichkeitstraining an den Schlingen geht einen Schritt weiter. Von einem linearen zu einem netzartigen Verständnis. Um das Netz der unterschiedlichen Gewebsstrukturen zu erreichen, muss eine Variation der Zugrichtungen erfolgen. Starre Geräte, meist aus Holz oder Metall, erlauben diese sich organisch anfühlenden Variationen der Zugrichtungen meist nicht.

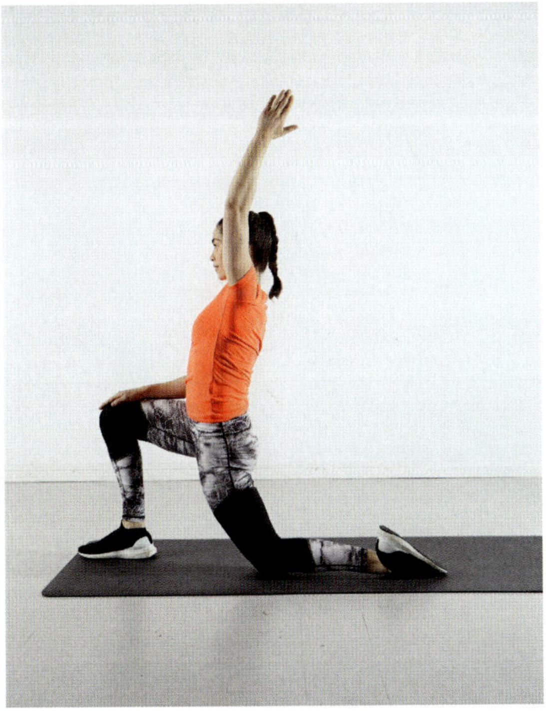
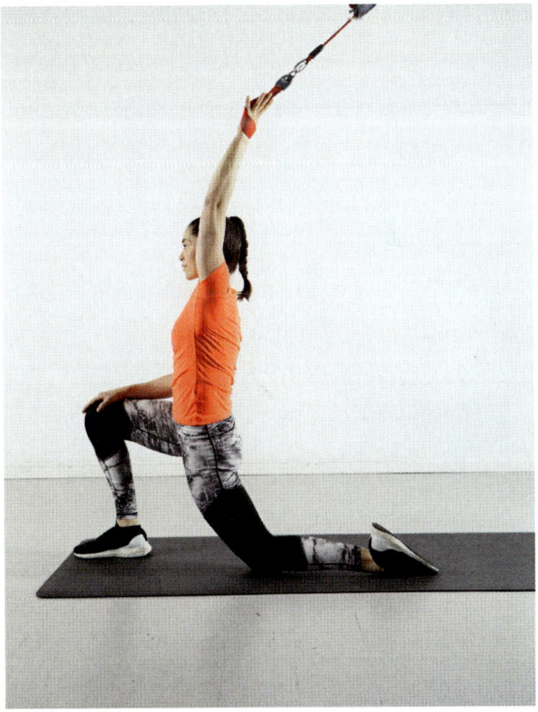

Hier ist der Halbkniestand mit Rückbeuge ohne Hilfsmittel und mit Schlingen dargestellt.

Der Schlingentrainer in all seinen Ausführungen

Das Training an den Seilen hat seinen Ursprung in der Therapie. Bereits in den 90er-Jahren wurde in Norwegen das erste Schlingentrainingssystem zur Behandlung von Rückenschmerzen eingesetzt.

Aus diesen therapeutischen Ursprüngen hat sich der Schlingentrainer entwickelt, wie wir ihn heute kennen. Das Training an den Schlingen ist mittlerweile sehr populär und findet breiten Einsatz, im Personal Training bis zum Gruppentraining, in der Therapie bis zum Leistungssport. Manchmal auch als Slingtraining oder Suspension Training (Englisch für »Schwebe«-Training) bezeichnet, ist es in den Fitnessstudios so selbstverständlich wie ein Training an Hanteln oder Kraftgeräten. Auch die Ziele, die mit dem Training an den Seilen erreicht werden, können ganz unterschiedlich sein, von der Verbesserung der allgemeinen Fitness über Muskelaufbau, sportartspezifisches Training zur Leistungssteigerung bis hin zum rehabilitativen Training

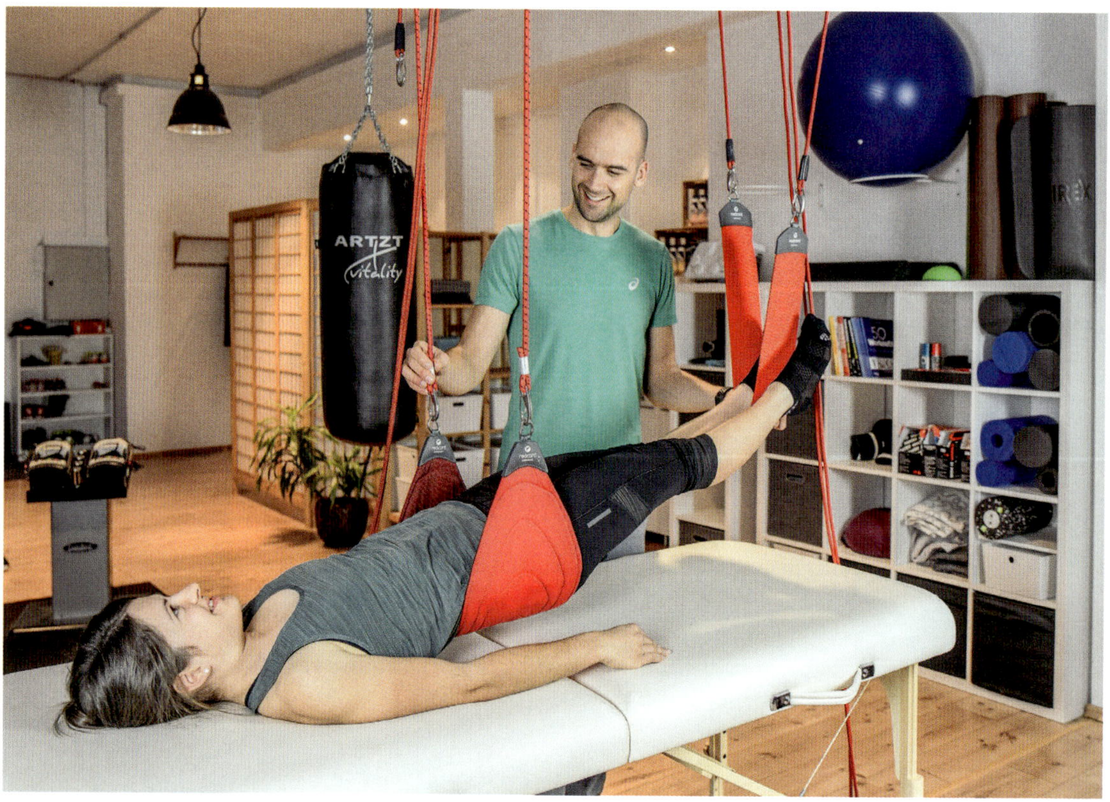

Der Ursprung des Schlingentrainings liegt in der Therapie.

nach Verletzungen. Aus dem Bereich des funktionellen Trainings ist das Schlingentraining nicht mehr wegzudenken.

Das Angebot auf dem Markt ist groß, Schlingentrainer gibt es in den unterschiedlichsten Ausführungen von diversen Herstellern. Jedes System hat seine Vor- und Nachteile, unabhängig vom Anbieter bleibt das Grundprinzip jedoch das Gleiche. Die Übungen, die du in diesem Buch zur Steigerung der Beweglichkeit findest, können mit jedem handelsüblichen Schlingentrainer ausgeführt werden. Da der Schlingentrainer wenig Platz benötigt und auch outdoor hervorragend eingesetzt werden kann, bin ich mir sicher, dass viele Leser bereits einen Schlingentrainer ihr Eigen nennen. Wenn du einen besitzt, kannst du diesen problemlos für das Stretching und die Mobility-Übungen einsetzen.

In diesem Buch kommen zwei unterschiedliche Systeme zum Einsatz, zum einen der TRX® Suspension Trainer und zum anderen der Redcord® Mini. Wir haben uns für zwei unterschiedliche Systeme entschieden, um zum einen der Vielfalt an Schlingentrainern auf dem Markt gerecht zu werden und zum anderen aufzuzeigen, wie du mit den kleinen Unterschieden zwischen den einzelnen Systemen umgehen kannst. Für die Übungen spielt es jedoch keine Rolle, ob du ein System aus dem Discounter, eine Eigenmarke eines Sportartikelhändlers oder einen Schlingentrainer einer namhaften Marke einsetzt.

Der Schlingentrainer im Detail

Der Aufbau eines Schlingentrainers ist erstaunlich einfach. Im Grunde besteht er aus zwei Seilen oder Bändern, die an der Decke befestigt sind. Je nach Hersteller werden die Seile an einem oder zwei Aufhängepunkten angebracht. Am Ende eines jeden Seiles befindet sich ein Griff oder eine Schlaufe. Bei den meisten Systemen sind die Griffe beziehungsweise die Schlaufen fix angebracht. Bei manch anderen Schlingentrainern, wie beispielsweise dem Redcord® Mini, können diese mithilfe von zwei Karabinern ausgetauscht werden. So kann je nach Übung das gewünschte Tool – Handgriffe, Fußschlaufen oder auch breite Schlaufen – eingesetzt werden. Die Griffe werden hauptsächlich für Druck- und Zugbewegungen im Stehen eingesetzt, bei denen sich die Hände an den Griffen befinden. Ein Liegestütz im Stehen oder Rudern sind hierfür typische Vertreter. Die Schlaufen werden für gewöhnlich bei Übungen in Bauch-, Seit- oder Rückenlage eingesetzt. Als Beispiel kann hier ein Unterarm- oder Seitstütz genannt werden, bei denen sich während der Ausführung die Füße in den Schlaufen befinden. Die meisten Stretching- und Mobility-Übungen können sowohl mit Griffen als auch mit Schlaufen umgesetzt werden. Im Folgenden werden die beiden im Buch eingesetzten Systeme mit ihren Besonderheiten vorgestellt.

TRX® Suspension Trainer

Das wohl bekannteste und meistverbreitete System ist der TRX® Suspension Trainer. Dieses System vertritt im Buch alle Schlingentrainer mit einer Einpunktaufhängung. Das heißt, dass lediglich eine Befestigung an der Decke nötig ist und von einem gemeinsamen Ursprung dann zwei Bänder ausgehen. Dieses System steht

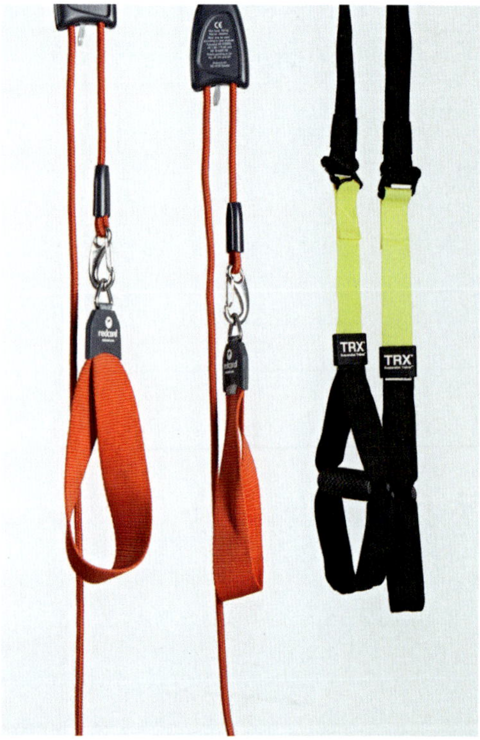

Die Vielfalt an Schlingentrainingssystemen auf dem Markt ist groß.

auch für alle Schlingentrainer, deren Bänder nicht fix sind. Somit lassen diese sich bis zu einem gewissen Grad frei gegeneinander zum Trainierenden hin- oder von ihm wegbewegen. Dies ist eine Besonderheit, die bei einigen Übungen dieses Buches berücksichtigt werden muss (»Übungen mit einem Griff«, Seite 49). Der TRX® Suspension Trainer hat jeweils am Ende eines jeden Bandes eine feste Kombination aus Griff und Schlaufe, die fest mit dem Band verbunden ist.

Redcord® Mini

Der Redcord® Mini ist ein Produkt des Herstellers, der auch das erste Gerät zum Schlingentraining in der Therapie auf den Markt brachte. Im Gegensatz zum TRX® Suspension Trainer steht dieses System für alle Schlingentrainer mit einer Zweipunktaufhängung. Jedes der beiden Seile hat somit eine separate Aufhängung, die in einem schulterbreiten Abstand von etwa 65 Zentimeter zueinander montiert werden. Im Gegensatz zur Einpunktaufhängung ist die Montage etwas aufwändiger, die Anordnung lässt dann jedoch den besten Bewegungsspielraum zu. Auch in der freien Beweglichkeit der Seile unterscheidet sich der Redcord® Mini vom TRX® Suspension Trainer, seine roten Seile stehen hierbei für diejenigen Systeme, deren Seile fest fixiert sind. Sie lassen sich somit nicht gegeneinander auf und ab bewegen. Hinsichtlich der Griffe und Schlaufen lässt sich beim Redcord® Mini abhängig von der Übung mithilfe von Karabinern das jeweils passende Tool einsetzen. Für das Beweglichkeitstraining empfehle ich, die Schlaufen zu nutzen, da man mit diesen in den meisten Übungen einen besseren Halt hat.

SEILE ODER BÄNDER?

Ein Schlingentrainer setzt sich entweder aus zwei Seilen oder zwei Bändern zusammen. Die Seile können mit Kletterseilen verglichen werden, die Bänder mit einem Sicherheitsgurt des Autos. Wirkt sich dies – ob Band oder Seil – auf das Training aus? Seile lassen im Vergleich zu den Bändern das Training instabiler werden. Ein Band gewährt im Gegensatz zu einem Seil weniger Bewegungsfreiheit. Das Training an den Seilen ist somit koordinativ anspruchsvoller und stellt eine höhere neuromuskuläre Herausforderung dar (»Neuromuskuläres Training«, Seite 42).

Die Handhabung des Schlingentrainers

Die Schlingen lassen sich relativ einfach justieren. Jedes Schlingentrainingssystem kann in seiner Länge stufenlos angepasst werden. Für eine saubere und sichere Ausführung der Übungen ist es bei den Mobility- und Stretching-Übungen wie auch beim herkömmlichen Training notwendig, die richtige Länge des Schlingentrainers einzustellen. Bitte entnimm die korrekte Längeneinstellung der Bedienungsanleitung deines Schlingentrainers.

Wo du den Schlingentrainer anbringen kannst

Nicht jeder ist Mitglied in einem Fitnessstudio und hat dort die Möglichkeit, die zur Verfügung gestellten Schlingentrainer für das Training und das Beweglichkeitstraining zu nutzen. Viele von euch werden sich selbst einen eigenen Schlingentrainer zulegen oder haben diesen bereits zu Hause. Deshalb noch ein paar Hinweise zur Aufhängung:

- Wenn du zu Hause an deiner Beweglichkeit arbeiten möchtest, etwa im Wohnzimmer, im Keller oder in der Garage, ist es am besten, wenn du dir einen stabilen Haken (je nach System auch zwei) in die Decke bohrst. Die Deckenhöhe sollte je nach Schlingentrainingssystem zwischen 2,10 Meter und 2,75 Meter betragen.
- Für die Anbringung direkt an einer Tür gibt es für die meisten Systeme einen speziellen Türhaken, so auch beim TRX® Suspension Trainer und Redcord® Mini. Wenn du jedoch die Möglichkeit hast, die Schlingen an der Decke zu befestigen, würde ich diese Lösung einem Türhaken vorziehen, da du im freien Raum mehr Bewegungsspielraum hast als direkt an einer Tür. Die Türhaken eignen sich jedoch perfekt, um auch auf Reisen nicht auf das Schlingentraining verzichten zu müssen.
- Wenn du im Freien trainieren möchtest, suche dir einen stabilen Ast als Aufhängepunkt. Am besten sind fest installierte Gerüste mit Querbalken oder -stangen, wie du sie an Stationen von Trimm-dich-Pfaden findest. Manchmal eignen sich sogar Spielgeräte auf Spielplätzen. Lies dir aber in jedem Fall die Bedienungsanleitung genau durch, egal welches Produkt du erwirbst.

Übungen mit einem Griff

Bei Systemen, deren Schlingen sich frei auf und ab bewegen lassen, wie beispielsweise dem TRX® Suspension Trainer, muss bei Übungen, die nur mit einem Griff oder einer Schlaufe ausgeführt werden, der sogenannte Einhandgriff eingenommen werden. Ohne diesen Einhandgriff würden die Schlingen »durchrutschen«. Bei fixen Systemen, wie dem Redcord® Mini, ist das Einnehmen des Einhandgriffes nicht notwendig. In diesem Fall kann die Übung ohne eine weitere Einstellung direkt an einem der beiden Seile umgesetzt werden.

Einnehmen des Einhandgriffs am Beispiel des TRX® Suspension Trainers

1. Halte die Griffe direkt übereinander.
2. Führe den unteren Griff durch die dreieckige Schlaufe des oberen Griffs.
3. Halte nun den von unten durchgeführten Griff oben und den anderen unten, wieder direkt übereinander, so wie in Schritt 1.
4. Wiederhole den vorherigen Schritt, indem du den unteren Griff nochmals durch die dreieckige Schlaufe des oberen Griffs führst. Ziehe den soeben von unten nach oben durchgeführten Griff fest. Nutze immer den Griff, den du als Letztes durchgezogen hast, also den mit dem längeren Band, denn der Kürzere könnte während der Übungsausführung wieder durchrutschen.

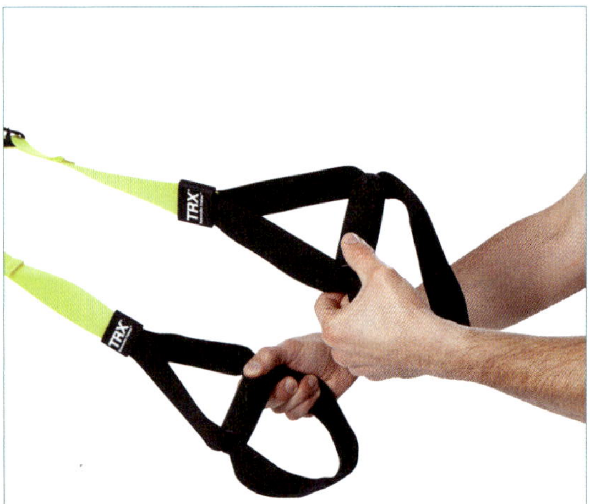

1

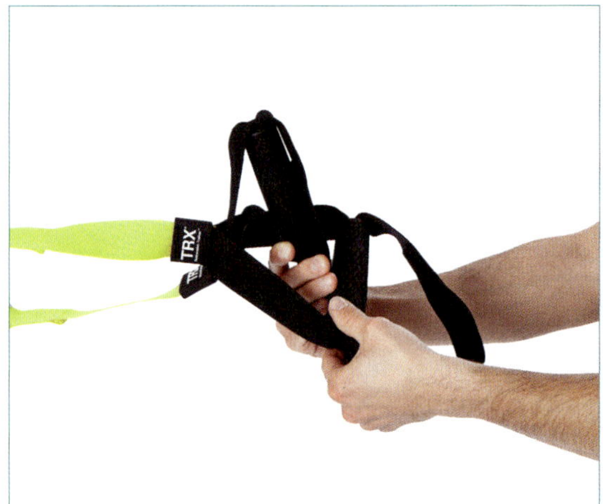

2

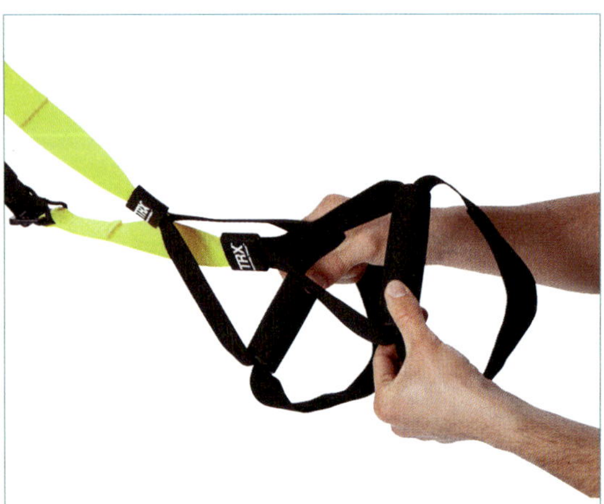

3

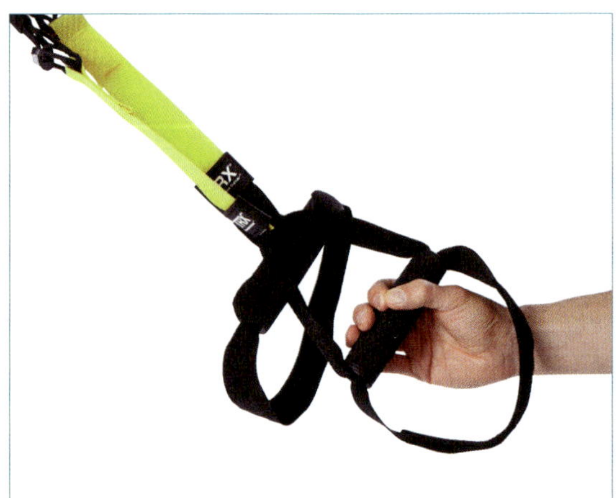

4

Safety First

Bei vielen Übungen überlässt du dem Schlingentrainer einen großen Teil deines Körpergewichtes oder begibst dich sogar in Positionen über Kopf. Versichere dich aus diesem Grund zu deinem eigenen Schutz vor jeder Trainingseinheit von der Unversehrtheit deines Schlingentrainers. Kontrolliere diesen auf etwaige Abnutzungen, Scheuerstellen oder gar Risse. Trainiere auf keinen Fall mit einem beschädigten Trainingsgerät. Prüfe auch die sachgemäße Aufhängung der Schlingen. Checke am besten vor jeder Trainingseinheit das gesamte Schlingentrainingssystem auf dessen Zugfestigkeit.

Weiteres Trainingsequipment

Charakteristisch für das Schlingentraining ist seine einfache Umsetzung. Für dein (Beweglichkeits-)Training an den Schlingen benötigst du lediglich die Schlingen an sich und einen geeigneten Aufhängepunkt. Für die Mobility- und Stretching-Übungen empfehle ich dir, zusätzlich eine rutschfeste Trainingsmatte zu verwenden. Wer etwas mehr Komfort bei knienden Positionen möchte, kann sich ein Schaumstoffkissen (zum Beispiel das Airex® Balance-Pad) oder ein gefaltetes Handtuch unter die Knie legen. Für das Beweglichkeitstraining empfiehlt sich normale Sportkleidung oder zumindest Kleidung, die Bewegungen nicht einschränkt. Dies gilt auch für die Schuhe, hier eignen sich beispielsweise Barfußschuhe. Für eine maximale Bewegungsfreiheit können alle Übungen auch ohne Schuhe ausgeführt werden.

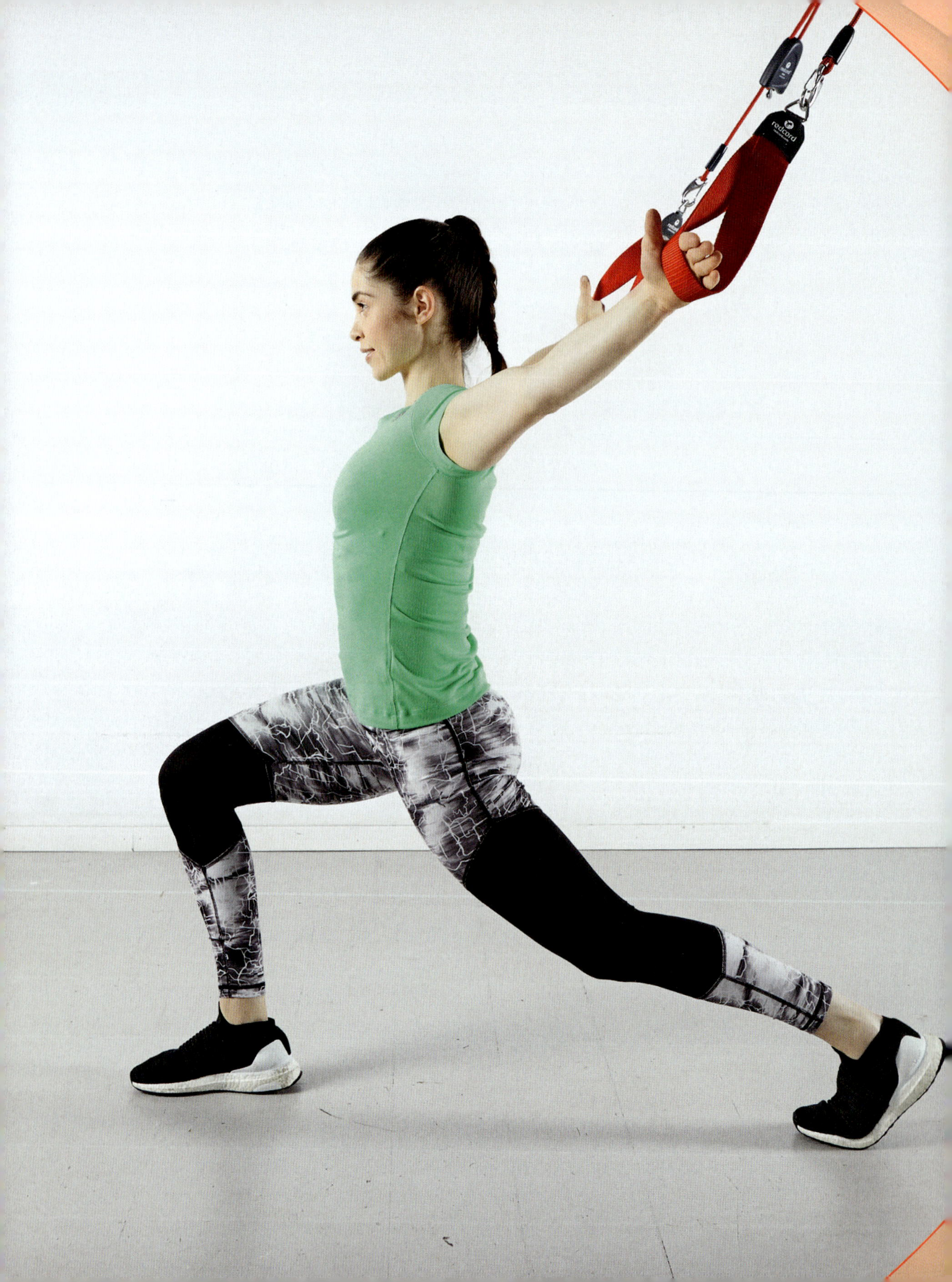
redcord

3

Die Übungen

Die Theorie sitzt – nun geht's an die Praxis. Ganz gleich, ob du die folgenden Mobility- und Stretching-Übungen in dein bestehendes Kraft- und Ausdauertraining integrierst oder diese als eigenständiges Training umsetzt, deine verbesserte Beweglichkeit wird sich bald im Sport und Alltag bemerkbar machen. Egal, ob du dich gerade erst entschlossen hast, mit einem Beweglichkeitstraining zu beginnen, oder Mobility und Stretching bereits zu deiner täglichen Routine gehören: An den Schlingen findet jeder die für ihn passende Herausforderung!

Das solltest du vor Trainingsbeginn wissen

Dich erwarten über 60 Mobility- und Stretching-Übungen. Ein abwechslungsreiches Beweglichkeitstraining ist somit garantiert. Wie bei Kraft und Ausdauer gilt es auch beim Training der Beweglichkeit, sich langsam und kontrolliert heranzutasten. Niemand fordert von einem Krafttrainingseinsteiger eine Kniebeuge mit 100-Kilogramm-Gewicht, noch kann man den Anspruch haben, als Läufer bei Trainingsbeginn direkt die Marathondistanz zurückzulegen. Genauso ist es im Bereich des Beweglichkeitstrainings, hier wird ein Spagat auch nicht die erste Übung sein. Beachte zusätzlich stets die im Abschnitt »Regeln für ein sicheres Training« (ab Seite 35) aufgeführten Punkte zur sicheren Ausführung eines Beweglichkeitstrainings. Für eine bessere Übersichtlichkeit sind die Übungen den einzelnen Faszienlinien zugeordnet. Diese sind wie bereits erwähnt:

- die oberflächliche Rückenlinie
- die oberflächliche Frontallinie
- die Laterallinie
- die Spirallinie
- die Armlinien
- die tiefe Frontallinie

Die meisten Übungen zielen bei der Ausführung gleichzeitig auf mehrere Faszienlinien ab. Eine klare Zuordnung zu einer konkreten Linie ist bei manch einer komplexen Übung nicht immer einfach. Die Einteilung zu den einzelnen Linien ist daher schwerpunktmäßig vorgenommen, du findest die Mobility- und Stretching-Übung unter derjenigen Faszienlinie, die durch die Übung am stärksten angesprochen wird. Durch die Aufteilung in die einzelnen Faszienlinien kannst du dir neben den Programmen im Kapitel »Programme für mehr Beweglichkeit« (ab Seite 139) auf schnelle Weise selbst ein eigenes ausgewogenes Mobility- und Stretching-Programm erstellen.

Der Übungsaufbau – einfach und übersichtlich

Zusammen mit den Übungsfotos erhältst du mit der Übungsbeschreibung alle notwendigen Informationen, um die Übung sicher und sauber auszuführen. Komplexere Übungen werden zusätzlich zur Endposition mit einer Startposition dargestellt. Auf diese Weise kannst du einfacher nachvollziehen, wie die Übung eingenommen wird. Diese Übungen sind in zwei oder mehreren Schritten beschrieben.

Dauer der Ausführung oder Wiederholungszahl

Bei jeder Übung ist eine empfohlene Haltezeit beziehungsweise Wiederholungszahl angegeben. Diese Angaben dienen dir lediglich zur Orientierung, sie sind ausdrücklich kein Richtwert. Sollte sich eine Übung für dich nicht gut anfühlen oder es tritt sogar Schmerz auf, dann bitte nicht mit falschem Ehrgeiz krampfhaft versuchen, die angegebene Haltezeit oder Wiederholungszahl zu erfüllen. Dein Körpergefühl steht über allem. Fühlt sich eine Übung für dich wiederum gut an und du kannst in der Dehnung richtig loslassen, kannst du diese Übung natürlich auch länger ausführen als angegeben.

Der Schwierigkeitsgrad

Innerhalb der einzelnen Übungssegmente findest du Übungen für Einsteiger, Fortgeschrittene und Profis. Beginne für ein sicheres Beweglichkeitstraining zunächst immer mit den einfacheren Übungen. Wenn du dann etwas Erfahrung sammeln konntest, du dich in den Schlingen sicher fühlst und deine Beweglichkeit sich schon verbessert hat, kannst du bei den Übungen die nächste Progressionsstufe angehen. Den Schwierigkeitsgrad erkennst du auf einen Blick anhand entsprechender Punkte:

●○○ Übungen für Einsteiger
●●○ Übungen für Fortgeschrittene
●●● Übungen für Profis

Die Schlingenhöhe

Die Übungen sollen für dich in der Umsetzung so einfach wie möglich sein. Dazu trägt bei, dass du bei den einzelnen Übungen auf einen Blick erkennen kannst, auf welche Höhe der Schlingentrainer einzustellen ist. Insgesamt gibt es vier unterschiedliche Schlingenhöhen, mit denen alle Übungen umgesetzt werden können. Die Schlingenhöhe geht von einer stehenden Position aus und orientiert sich am untersten Ende der Schlaufe beziehungsweise des Griffes. Die Schlingenhöhen sind:

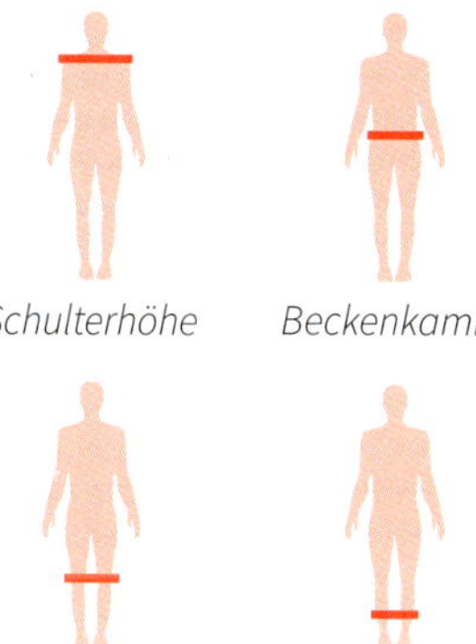

Die Methode

Auch die Methode, die bei der einzelnen Übung angewandt wird, ist angegeben. So kannst du sofort erkennen, ob es sich um eine Mobility- oder um eine Stretching-Übung handelt. Einige Übungen lassen sich mit mehreren Methoden ausführen. Diese Möglichkeit ist bei der jeweiligen Übung als alternative Ausführung beschrieben. Die einzelnen Methoden sind:

- Mobility
- Stretching
  - Progressiv-statisches Dehnen
  - Bewegt-statisches Dehnen
  - Dynamisches Dehnen
  - Anspannung-Entspannungs-Dehnen

Varianten, Tipps und Hinweise

Im Gegensatz zu den alternativen Ausführungen, bei denen sich die Ausführungsmethode ändert, handelt es sich bei den Übungsvarianten um kleine Abänderungen der Grundübung. Die Varianten sorgen noch einmal für etwas Abwechslung in deinem Beweglichkeitstraining. Tipps und Hinweise enthalten weiterführende Informationen. Was gilt es besonders zu beachten oder wie kann eine Übung einfacher gestaltet werden?

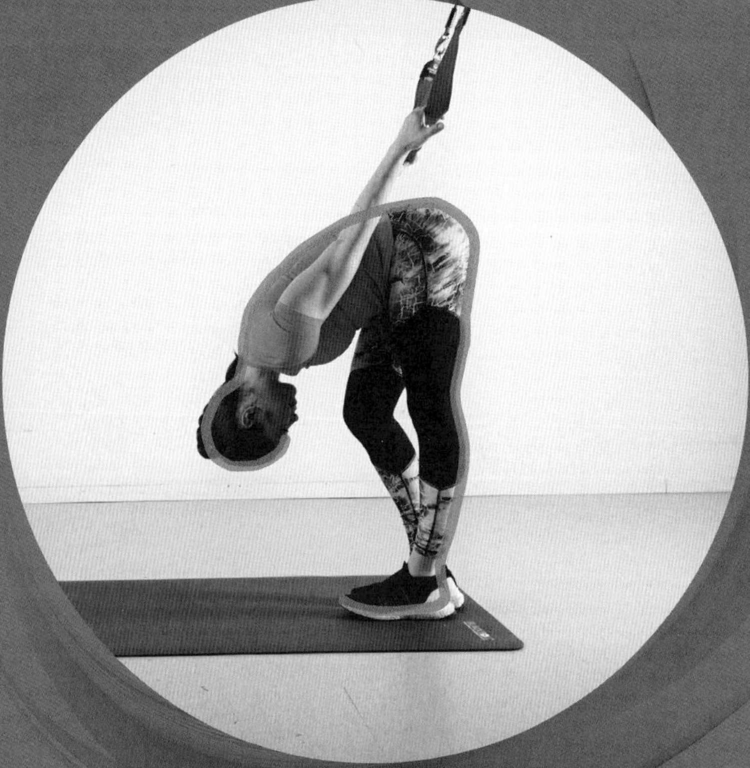

Übungen für die oberflächliche Rückenlinie

Sämtliche Vorbeugen, ganz gleich ob im Stehen oder im Sitzen ausgeführt, sprechen deine oberflächliche Rückenlinie an – also diejenige Faszienlinie, die sich beginnend von der Plantarfaszie an der Unterseite des Fußes über die komplette Körperrückseite bis hin zu den Augenbrauen erstreckt. Übungen, die die Faszienlinie der Körperrückseite ansprechen, spürst du hauptsächlich als Zug in der Wadenmuskulatur, der Oberschenkelrückseite, entlang des Rückens bis hin zum hinteren Bereich der Schulter- und Nackenmuskulatur.

Eine gute Beweglichkeit der oberflächlichen Rückenlinie erlaubt eine Rumpf- und Hüftbeugung bei gestreckten Knien: Teste deine rückwärtige Linie, indem du einen Stand mit geschlossenen Füßen und gestreckten Knien einnimmst. Neige dich aus dieser Position mit dem Oberkörper und gestreckten Armen nach vorn und unten. Kannst du mit deinen Fingerspitzen den Boden berühren oder sogar deine Hände flach auf dem Boden aufsetzen? Bei einem größeren Abstand der Fingerspitzen zum Boden solltest du dem Beweglichkeitstraining deiner oberflächlichen Rückenlinie viel Aufmerksamkeit schenken, zum Beispiel durch die Übung »Vorbeuge« (Seite 64).

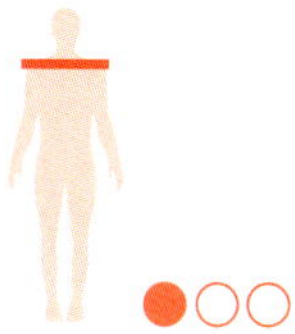

Bogen

Methode: progressiv-statisches Dehnen

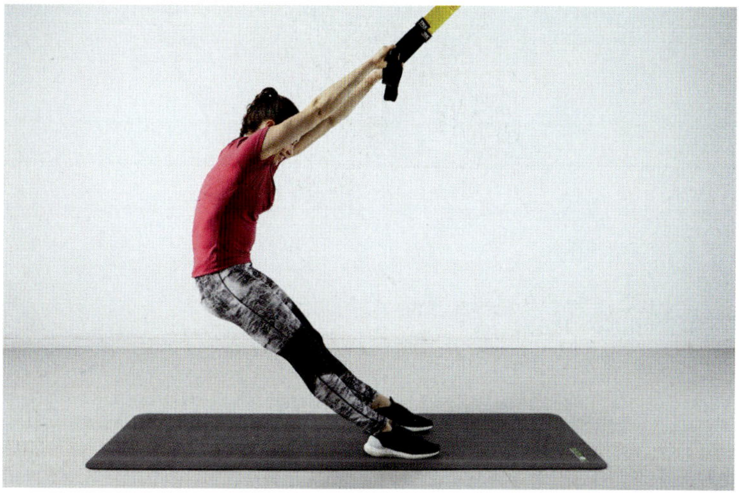

Stelle dich mit hüftbreit geöffneten Füßen frontal vor die Schlingen, greife beide Griffe und verlagere das Körpergewicht aus der Hüfte heraus nach hinten. Die Handflächen zeigen nach unten. Die Arme sind gestreckt in der Verlängerung zu den Schlingen, der Kopf befindet sich zwischen den Oberarmen. Beide Beine sind gestreckt. Die Rundung des Körpers erfolgt hauptsächlich aus der Brustwirbelsäule, damit der Zug im Bereich des oberen Rückens spürbar ist. Halte die Position für 30 bis 60 Sekunden. Lasse dich mit der Zeit mehr und mehr in die Position hineinsinken.

Alternative Ausführungen

Methode: bewegt-statisches Dehnen

Verlagere das Körpergewicht in der Endposition abwechselnd etwas nach rechts und nach links, um jeweils einen verstärkten Zug in der seitlichen Rumpfmuskulatur wahrzunehmen.

Methode: Anspannungs-Entspannungs-Dehnen

Übe in der Endposition mit den Händen mit Kraft aus der Brustmuskulatur 5 bis 10 Sekunden lang etwas Druck nach unten auf die Griffe aus. Lasse danach wieder locker und sinke für 15 bis 20 Sekunden ohne jegliche Anspannung mehr und mehr in die Dehnung, indem du dein Gesäß weiter nach unten und hinten sinken lässt. Führe die Anspannungs- und Entspannungsphase im Wechsel für 3 Serien durch. Begib dich mit jeder Entspannungsphase noch etwas tiefer in die Position hinein.

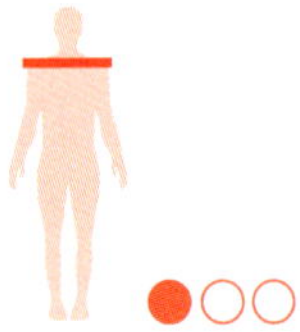

Tiefe Hocke

Methode: progressiv-statisches Dehnen

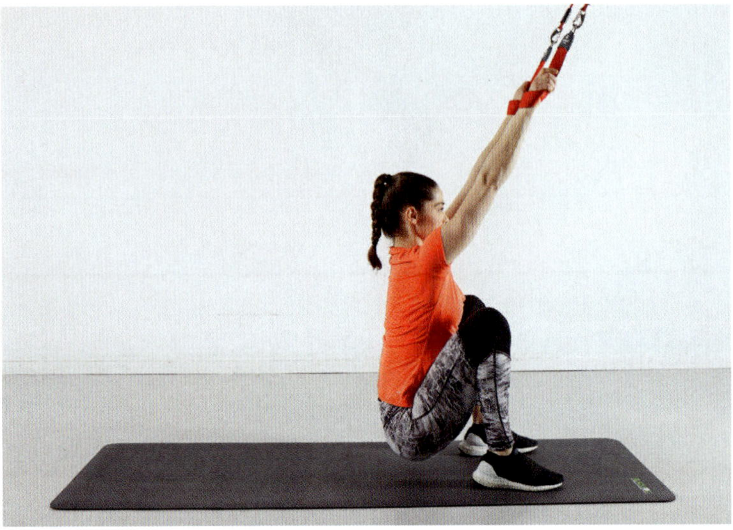

Stelle dich mit hüftbreit geöffneten Füßen frontal vor die Schlingen. Fasse mit den Händen durch die Schlaufen und umgreife diese, damit du einen guten Halt hast. Senke nun dein Gesäß nach hinten unten ab, indem du in eine tiefe Hocke gehst. Halte die Position für 30 bis 60 Sekunden und nimm eine Dehnung im oberen Rücken wahr. Senke dein Gesäß mit nachlassendem Dehnreiz weiter nach unten ab.

Alternative Ausführungen

Methode: bewegt-statisches Dehnen

Verlagere das Körpergewicht in der Endposition abwechselnd etwas nach rechts und nach links, um jeweils einen verstärkten Zug in der seitlichen Rumpfmuskulatur wahrzunehmen. Zusätzlich wird auf diese Weise die Hüfte mobilisiert. Auch eine kleine Oberkörperrotation zur rechten und linken Seite sorgt für Variation in der Übung.

Methode: dynamisches Dehnen

Führe in der Endposition kleine federnde Auf- und Abbewegungen mit der Hüfte aus.

Einbeinige tiefe Hocke

Methode: progressiv-statisches Dehnen

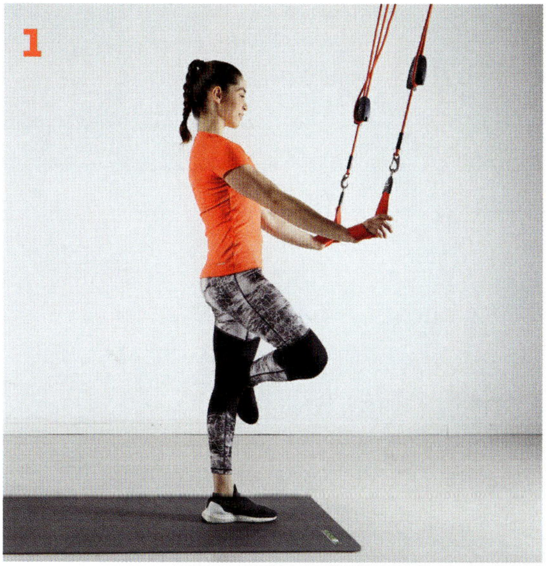

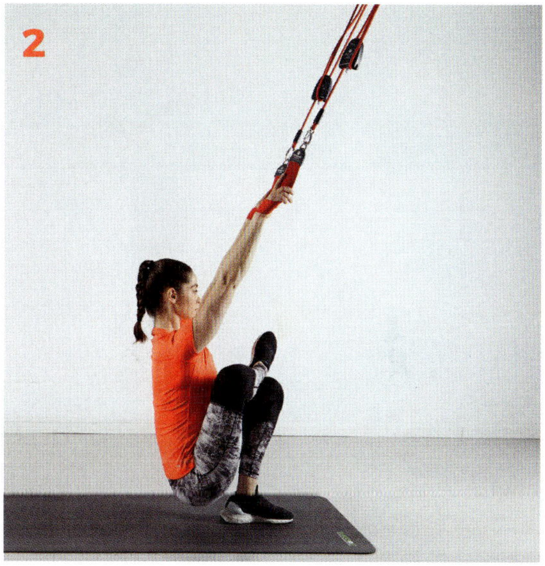

1. Nimm einen Einbeinstand mittig zum Aufhängepunkt frontal vor den Schlingen ein. Fasse mit den Händen durch die Schlaufen und umgreife diese, damit du einen guten Halt hast. Schlage ein Bein über das andere. Dabei sollte die Ferse des überschlagenen Beins knapp oberhalb des Knies des Standbeins aufliegen.

2. Senke deinen Körper nun nach hinten unten ab, indem du das Standbein beugst. Halte die Position für 30 bis 60 Sekunden und nimm die Dehnung in der Gesäßmuskulatur des übergeschlagenen Beins wahr. Senke das Gesäß mit nachlassendem Dehnreiz nach und nach mehr ab. Richte dich danach wieder auf und wechsle die Seite.

Tisch

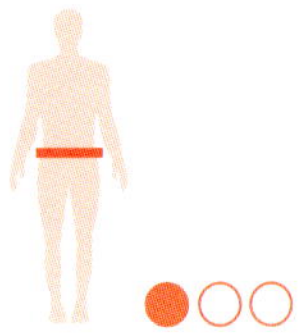

Methode: progressiv-statisches Dehnen

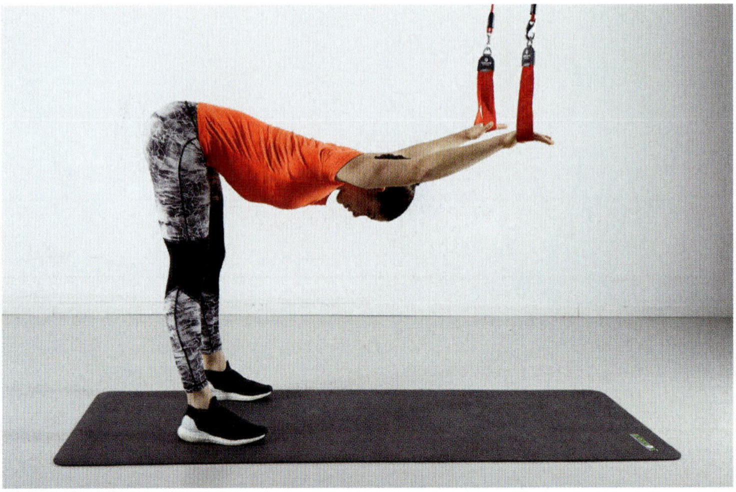

Stelle dich mit schulterbreit geöffneten Füßen frontal vor die Schlingen und greife die Schlaufen. Gehe nach hinten und beuge den Oberkörper gestreckt nach vorn, schiebe die Arme nach vorn und das Gesäß nach hinten. Oberkörper und Beine befinden sich nun im rechten Winkel zueinander. Die Schlingen hängen senkrecht herab. Deine Beine sind in dieser Position gestreckt und den Kopf hältst du in Verlängerung zur Wirbelsäule. Schiebe dein Brustbein in Richtung Boden und nimm eine Dehnung der Oberschenkelrückseite sowie der Brustmuskulatur wahr. Halte die Position für 30 bis 60 Sekunden und versuche, bei einem nachlassenden Dehnreiz den Oberkörper immer weiter in Richtung Boden zu schieben.

Alternative Ausführungen

Methode: dynamisches Dehnen

Führe in der Endposition mit dem Oberkörper kleine federnde Auf- und Abbewegungen aus.

Methode: Anspannungs-Entspannungs-Dehnen

Baue in der Endposition mit den Händen für 5 bis 10 Sekunden etwas Druck nach unten in die Schlaufen auf. Lasse danach wieder locker und sinke für 15 bis 20 Sekunden ohne jegliche Anspannung mehr und mehr in die Dehnung, indem du dein Brustbein nach unten sinken lässt. Führe die Anspannungs- und Entspannungsphase im Wechsel für 3 Serien durch. Begib dich mit jeder Entspannungsphase noch etwas tiefer in die Position hinein.

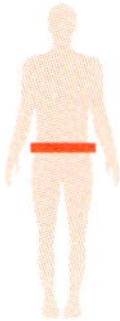

Tisch im versetzten Stand

Methode: progressiv-statisches Dehnen

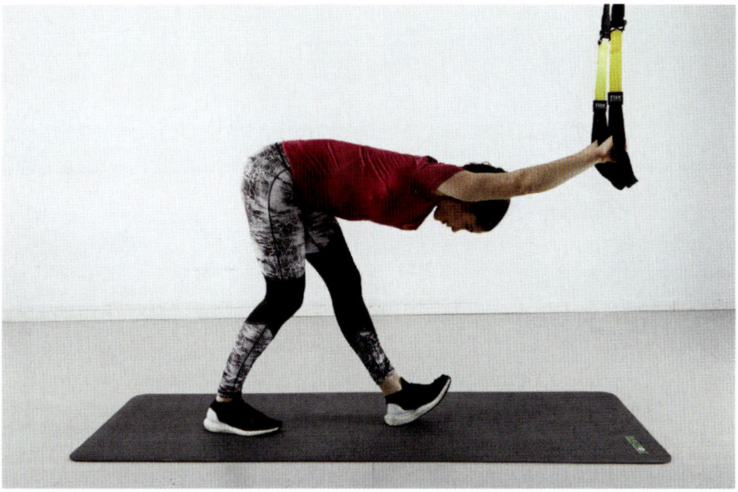

Nimm einen versetzten Stand frontal vor den Schlingen ein und greife die Griffe. Dein linkes Bein steht vorn, dein rechtes ist schrittweit geöffnet hinten. Bringe deinen Oberkörper in die Waagrechte, indem du dein Gesäß nach hinten schiebst. Das hintere Bein ist leicht angewinkelt, das vordere ist gestreckt. Die Schlingen hängen senkrecht herab. Ziehe die Zehenspitzen des vorderen Fußes aktiv nach oben. Schiebe dein Brustbein in Richtung des Bodens und nimm eine Dehnung der Oberschenkelrückseite und Wadenmuskulatur des gestreckten Beins sowie der Brustmuskulatur wahr. Halte die Position für 30 bis 60 Sekunden und versuche, mit nachlassendem Dehnreiz den Oberkörper immer weiter in Richtung Boden sinken zu lassen. Richte dich wieder auf und wechsle die Seite.

Alternative Ausführung

Methode: Mobility

Beuge und strecke in der Endposition dein vorderes Bein 10-mal. Ziehe in jeder Streckphase deine Zehenspitzen aktiv zu dir heran. Wechsle anschließend die Standposition und wiederhole das Ganze auf der anderen Seite.

Standwaage

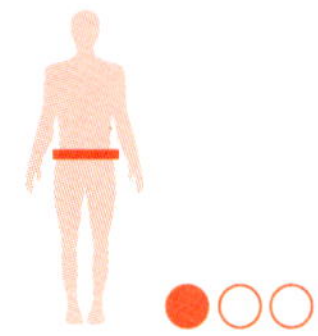

Methode: progressiv-statisches Dehnen

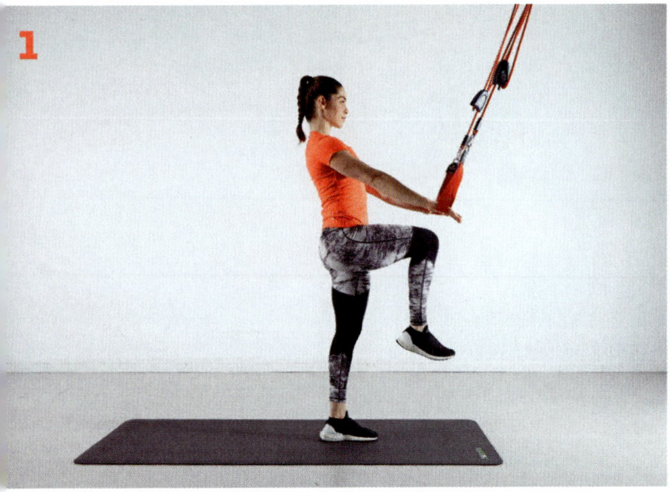

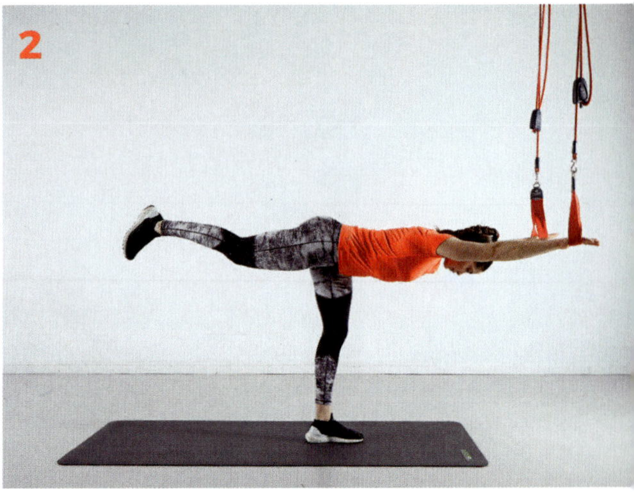

1. Nimm einen Einbeinstand mittig zum Aufhängepunkt und frontal vor den Schlingen ein und greife die Schlaufen. Führe ein Knie nach oben, sodass sich der Oberschenkel in der Waagrechten befindet. Der Oberkörper ist aufrecht und der Blick nach vorn gerichtet. Deine Arme sind nach vorn ausgestreckt und die Hände befinden sich knapp oberhalb des nach oben gezogenen Knies.

2. Schiebe deinen Oberkörper nach vorn, strecke dabei das angehobene Bein nach hinten aus und bring deine Arme nach vorn in die Waagrechte. Die Hände befinden sich jetzt direkt unter dem Aufhängepunkt der Schlingen. Nimm eine Dehnung der Wadenmuskulatur und der Oberschenkelrückseite des Standbeins sowie an beiden Seiten der Brustmuskulatur wahr. Halte die Position für 30 Sekunden und versuche, mit nachlassendem Dehnreiz das Brustbein immer weiter in Richtung Boden sinken zu lassen. Richte dich wieder auf und wechsle danach die Seite.

Alternative Ausführung

Methode: Mobility
Komme von der Ausgangsposition in die Endposition und wieder zurück. Wiederhole die Abfolge 10-mal pro Seite. Variiere hier auch gern das Tempo der Übungsausführung.

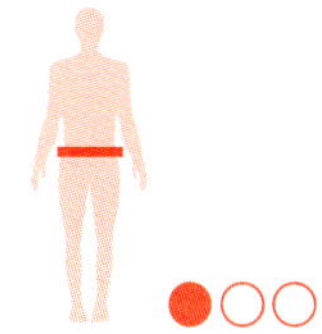

Dreieck

Methode: progressiv-statisches Dehnen

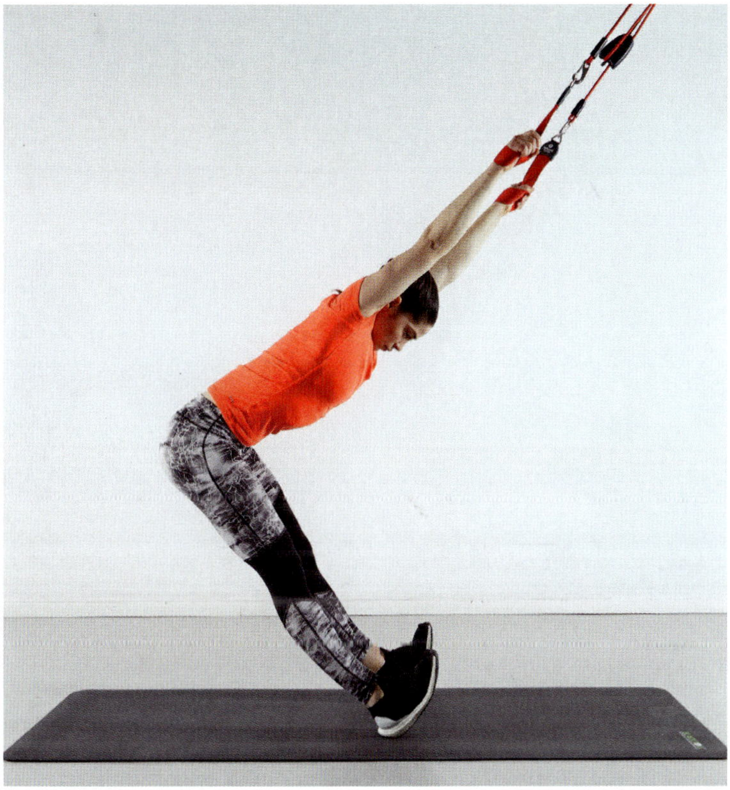

Stelle dich mit schulterbreit geöffneten Füßen frontal vor den Schlingentrainer. Fasse mit den Händen durch die Schlaufen und umgreife diese, damit du einen guten Halt hast. Gehe einige Schritte nach hinten und verlagere dann im Stehen dein Gewicht nach hinten, indem du dein Gesäß nach hinten schiebst, beide Beine ausstreckst und die Zehenspitzen aktiv anziehst. Der Oberkörper bildet nun einen rechten Winkel zu den Beinen. Der Kopf steht in Verlängerung zur Wirbelsäule. Oberkörper und Arme befinden sich in einer Linie mit den Schlingen. Nimm eine Dehnung der Wadenmuskulatur, der Oberschenkelrückseite sowie der breiten Rückenmuskulatur wahr. Halte die Position für 30 bis 60 Sekunden und lasse dich mit der Zeit mehr und mehr in die Position hineinsinken.

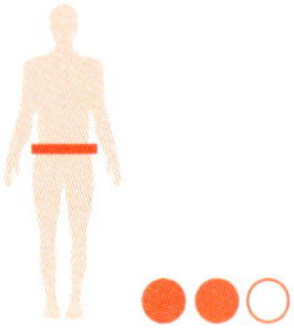

Vorbeuge

Methode: Mobility

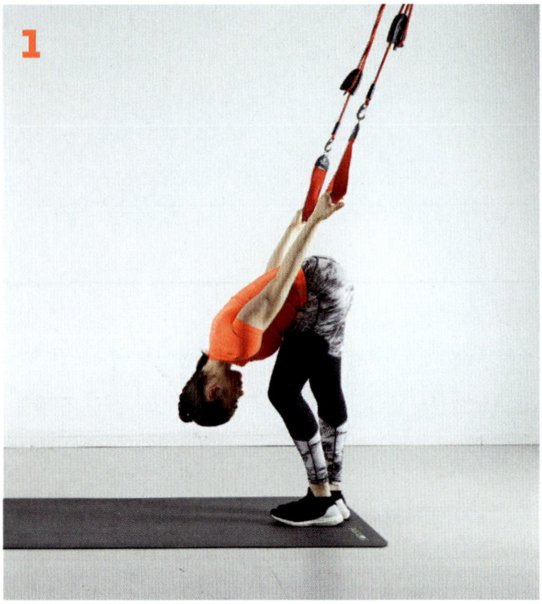

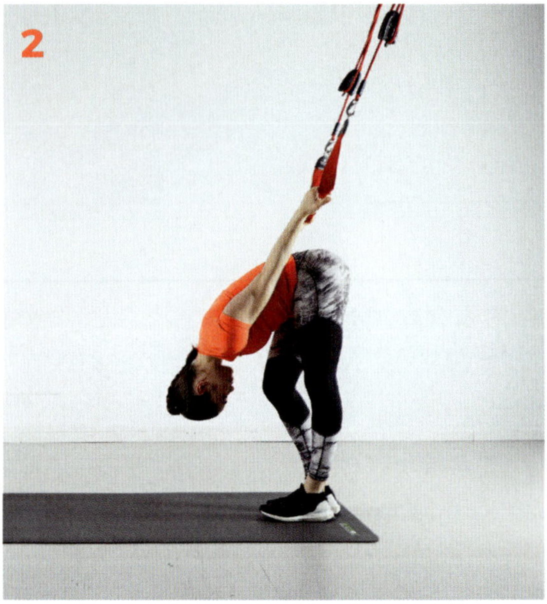

1. Stelle dich in einem engen Stand mit dem Rücken zu den Schlingen und greife die Schlaufen. Gehe einen Schritt nach vorn, beuge ein Bein und neige deinen Oberkörper nach vorn unten. Lasse den Kopf locker hängen. Die Arme sind seitlich eng am Körper und nach hinten weggestreckt. Verlagere dein Körpergewicht nach vorn und hänge dich etwas in die Schlingen.

2. Beuge und strecke in dieser Position abwechselnd deine Beine. Führe dies für 30 bis 60 Sekunden aus. Nimm dabei wechselseitig im jeweils gestreckten Bein eine Dehnung der Wadenmuskulatur, der Oberschenkelrückseite sowie der Gesäßmuskulatur wahr. Eventuell kannst du den Zug sogar entlang des Rückens bis hin zur Nackenmuskulatur spüren.

Dreibeinige Vorbeuge

Methode: progressiv-statisches Dehnen

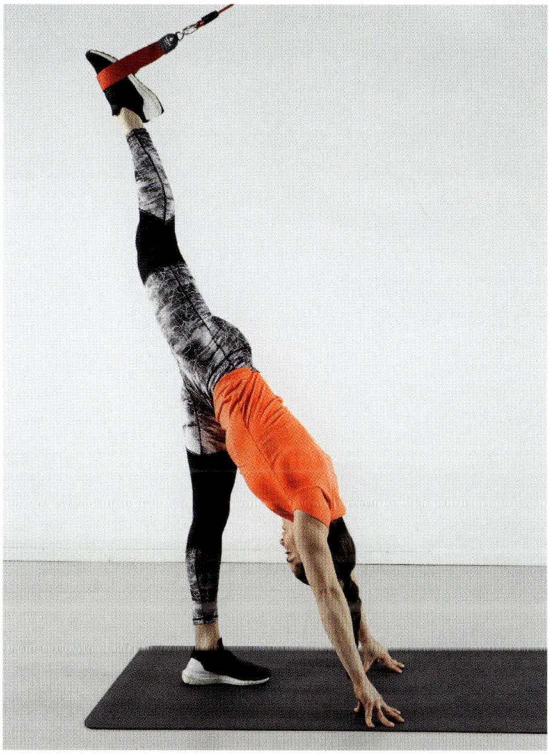

Stelle dich mit dem Rücken zu den Schlingen und platziere ein Bein auf Höhe des Sprunggelenks mit dem Fußrücken in der Schlaufe. Strecke dein Standbein. Neige deinen Oberkörper nach vorn, setze die Fingerspitzen am Boden ab und schiebe dein eingehängtes Bein in die Waagrechte nach hinten. Drehe dich nun um 180 Grad auf der Stelle, sodass die Zehenspitzen des Standbeins in Richtung des Aufhängepunktes der Schlingen zeigen. Mit der Rotation bringst du dein eingehängtes Bein nach oben in Richtung Decke. Schiebe dein Brustbein in Richtung Standbein. Nimm eine Dehnung der Wadenmuskulatur, Oberschenkelrückseite und Gesäßmuskulatur des Standbeins wahr. Auf der Seite des eingehängten Beins ist ein Zug auf die Oberschenkelvorderseite spürbar. Halte die Position für 20 bis 30 Sekunden. Wandere mit nachlassendem Dehnreiz mit den Händen Schritt für Schritt in Richtung des Standbeins. Richte dich anschließend wieder auf, nimm den Fuß aus der Schlaufe und wechsle die Seite.

Alternative Ausführung

Methode: dynamisches Dehnen

Führe in der Endposition kleine federnde Bewegungen aus dem Oberkörper und der Hüfte heraus aus. Wippe nach hinten und unten und schiebe in jeder Wippbewegung dein Brustbein in Richtung des Standbeins.

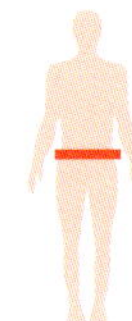

Split

Methode: progressiv-statisches Dehnen

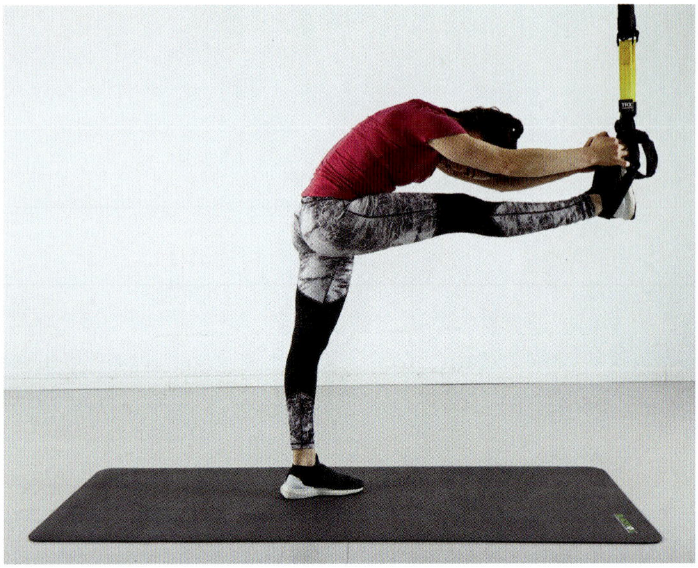

Stelle dich frontal vor die Schlingen und platziere eine Ferse in der Schlaufe direkt unter dem Aufhängepunkt. Beide Beine sind gestreckt, die Zehenspitzen des Standbeins zeigen nach vorn. Neige deinen Oberkörper nach vorn und greife mit beiden Händen den Fuß. Ziehe die Zehenspitzen aktiv zu dir heran. Achte darauf, dass dein Becken gerade nach vorn ausgerichtet bleibt. Nimm in beiden Beinen eine Dehnung der Wadenmuskulatur sowie der Oberschenkelrückseite wahr. Auf der Seite des eingehängten Beins wird zusätzlich die Gesäßmuskulatur gedehnt. Auch ein Zug entlang des Rückens bis hin zur Nackenmuskulatur kann wahrgenommen werden. Halte die Position für 30 bis 60 Sekunden und lasse dich mit der Zeit mehr und mehr in die Position hineinsinken. Richte dich wieder auf, nimm den Fuß aus der Schlaufe und wechsle die Seite.

Hinweis: Sollte die Dehnung zu intensiv oder das Umgreifen des Fußes noch nicht möglich sein, kannst du zu Beginn alternativ auch den Unterschenkel umgreifen.

Alternative Ausführungen

Methode: dynamisches Dehnen

Führe in der Endposition mit dem Oberkörper kleine federnde Auf- und Abbewegungen in Richtung Oberschenkel aus.

Methode: Anspannungs-Entspannungs-Dehnen

Übe in der Endposition mit der eingehängten Ferse für 5 bis 10 Sekunden etwas Druck auf die Schlaufe aus. Lasse danach wieder locker und sinke für 15 bis 20 Sekunden ohne jegliche Anspannung mehr und mehr in die Dehnung, indem du deinen Oberkörper weiter nach vorn und unten sinken lässt. Führe die Anspannungs- und Entspannungsphase im Wechsel für 3 Serien durch. Lasse dich mit jeder Entspannungsphase noch etwas tiefer in die Position hineinsinken.

Variante

Methode: progressiv-statisches Dehnen

1. Nimm die Ausgangsposition des Splits ein, der Oberkörper bleibt jedoch aufgerichtet. Greife aus dieser Position mit gestreckten Armen die Schlingen oberhalb der Schlaufen.

2. Schiebe deinen Körperschwerpunkt nach vorn, jedoch nur so weit, dass die Ferse deines Standbeins noch am Boden bleibt. Lasse dich bei nachlassendem Dehnreiz mehr und mehr in die Position hineinsinken.

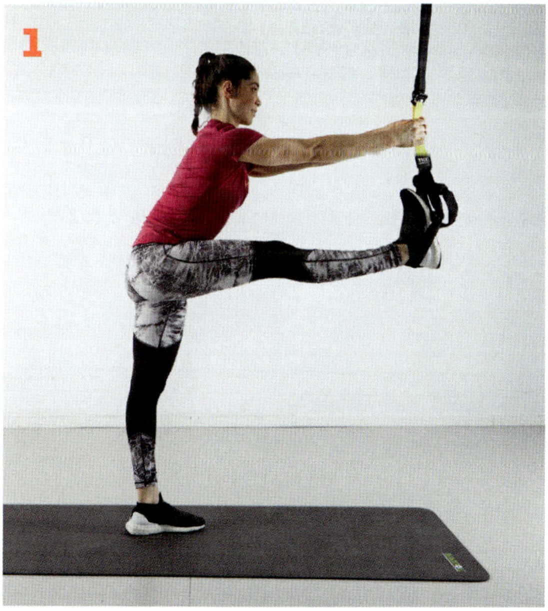
1

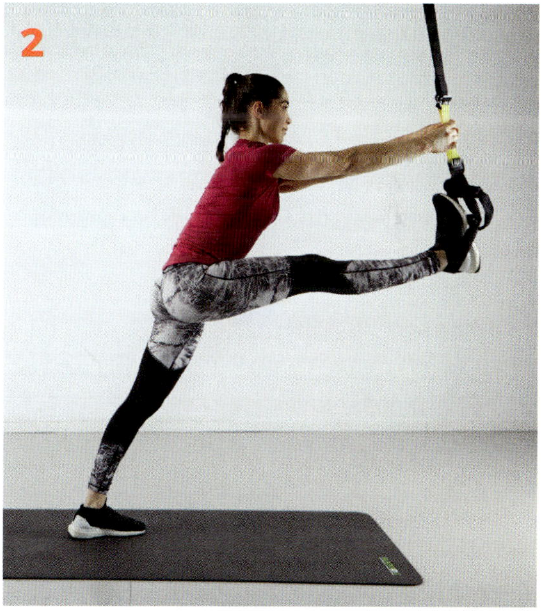
2

Einbeinige Vorbeuge

Methode: progressiv-statisches Dehnen

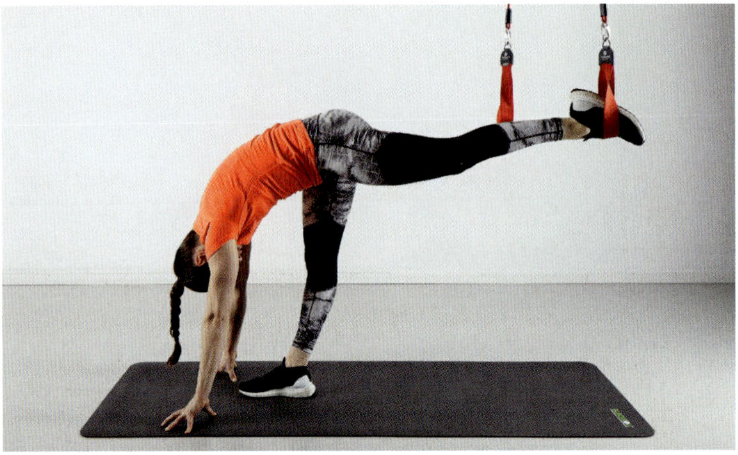

Stelle dich mit dem Rücken zu den Schlingen und platziere ein Bein auf Höhe des Sprunggelenks mit dem Fußrücken in der Schlaufe. Strecke dein Standbein. Neige deinen Oberkörper nach vorn, setze die Fingerspitzen am Boden ab und schiebe dein eingehängtes Bein in die Waagrechte nach hinten. Nimm eine Dehnung der Wadenmuskulatur, Oberschenkelrückseite sowie der Gesäßmuskulatur des Standbeins wahr. Halte die Position für 30 bis 60 Sekunden und lasse dich dabei mit nachlassendem Dehnreiz weiter in die Position hineinsinken, indem du das Brustbein in Richtung des Standbeins schiebst. Richte dich danach wieder auf, nimm den Fuß aus der Schlinge und wechsle die Seite.

Alternative Ausführungen

Methode: dynamisches Dehnen

Führe in der Endposition mit dem Oberkörper kleine federnde Auf- und Abbewegungen aus.

Methode: Anspannungs-Entspannungs-Dehnen

Übe in der Endposition mit dem eingehängten Fuß für 5 bis 10 Sekunden etwas Druck auf die Schlaufe aus. Lasse danach wieder locker und sinke für 15 bis 20 Sekunden ohne jegliche Anspannung mehr und mehr in die Dehnung, indem du deinen Oberkörper weiter nach unten in Richtung des Standbeins sinken lässt. Führe die Anspannungs- und Entspannungsphase im Wechsel für 3 Serien durch. Lasse dich mit jeder Entspannungsphase noch etwas tiefer in die Position hineinsinken. Richte dich danach wieder auf, nimm den Fuß aus der Schlinge und wechsle die Seite.

Überschlagener Sitz

Methode: progressiv-statisches Dehnen

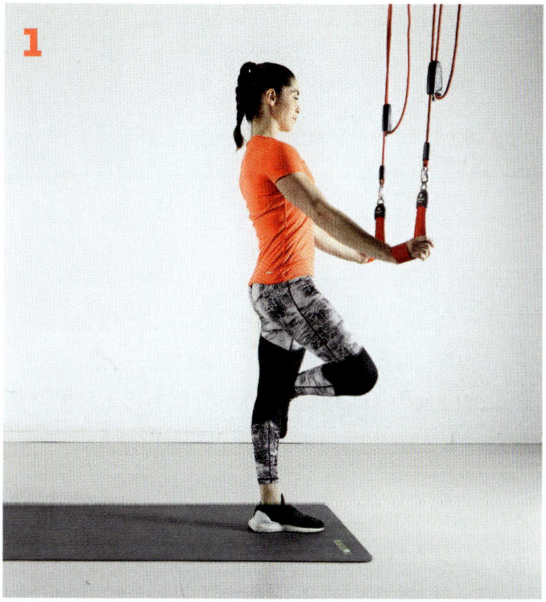

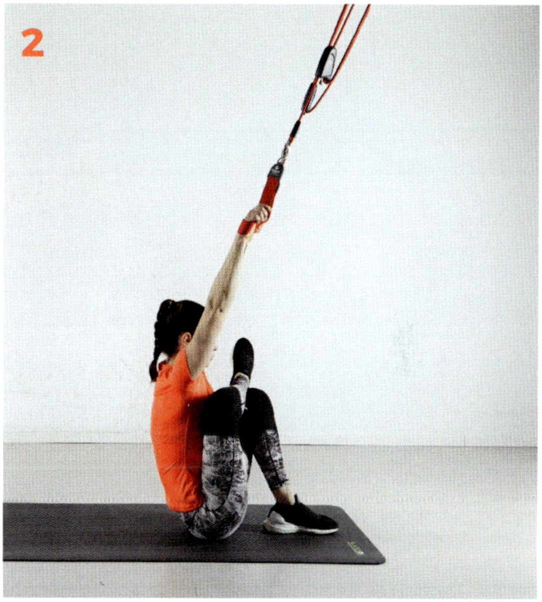

1. Stelle dich mit hüftbreit geöffneten Füßen frontal vor die Schlingen. Fasse mit den Händen durch die Schlaufen und umgreife diese, damit du einen guten Halt hast. Schlage ein Bein über das andere, sodass sich die Ferse des überschlagenen Beins knapp oberhalb des Knies des Standbeins befindet.

2. Setze dich nach hinten unten ab, indem du das Standbein beugst. Der Oberkörper bleibt dabei aufrecht. Der Blick ist nach vorn gerichtet. Halte die Position für 30 bis 60 Sekunden und nimm die Dehnung in der Gesäßmuskulatur des übergeschlagenen Beins wahr. Je kleiner der Winkel zwischen dem Oberkörper und den Oberschenkeln, desto intensiver ist die Dehnung. Richte dich wieder auf und wechsle die Seite.

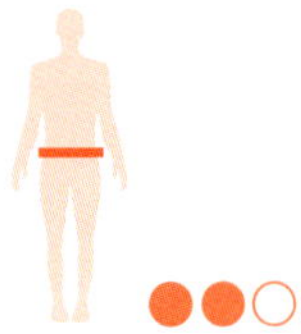

Vorgeneigter Halbkniestand

Methode: progressiv-statisches Dehnen

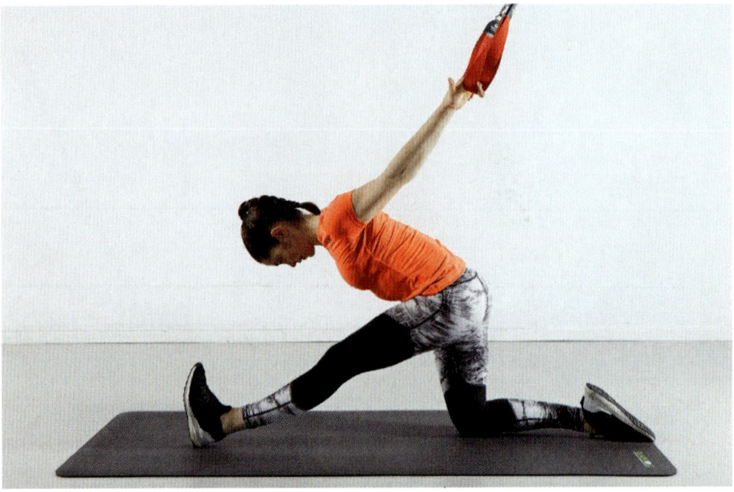

Nimm einen Halbkniestand mit dem Rücken zu den Schlingen ein. Lege deine Hände mit den Handflächen nach unten in die Schlaufen. Strecke das vordere Bein und ziehe die Zehenspitzen zu dir heran. Der Fußrücken des hinteren Fußes ist aufgelegt. Neige deinen Oberkörper nach vorn und schiebe zeitgleich deine Hüfte nach hinten. Die Arme sind nach hinten gestreckt. Lasse deinen Kopf entspannt hängen. Nimm eine Dehnung der Wadenmuskulatur, Oberschenkelrückseite sowie der Gesäßmuskulatur des ausgestreckten Beins wahr. Auch ein Zug entlang des Rückens bis hin zur Nackenmuskulatur ist spürbar. Halte die Position für 30 bis 60 Sekunden und lasse dich dabei mit der Zeit mehr und mehr in die Position hineinsinken, indem du deine Hüfte noch weiter nach hinten unten schiebst. Richte dich wieder auf in den Halbkniestand und wechsle die Seite.

Alternative Ausführungen

Methode: dynamisches Dehnen

Führe in der Vorbeuge mit dem Oberkörper kleine federnde Auf- und Abbewegungen aus.

Methode: Mobility

Komme von der Position mit ausgestrecktem Bein, aber noch aufgerichtetem Oberkörper, in die Endposition mit nach vorn geneigtem Oberkörper und wieder zurück. Halte während der kompletten Bewegungsausführung das vordere Bein gestreckt und die Zehenspitzen aktiv angezogen. Wiederhole die Abfolge 10-mal pro Seite.

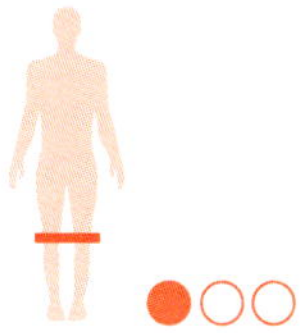

Sitzende Vorbeuge

Methode: progressiv-statisches Dehnen

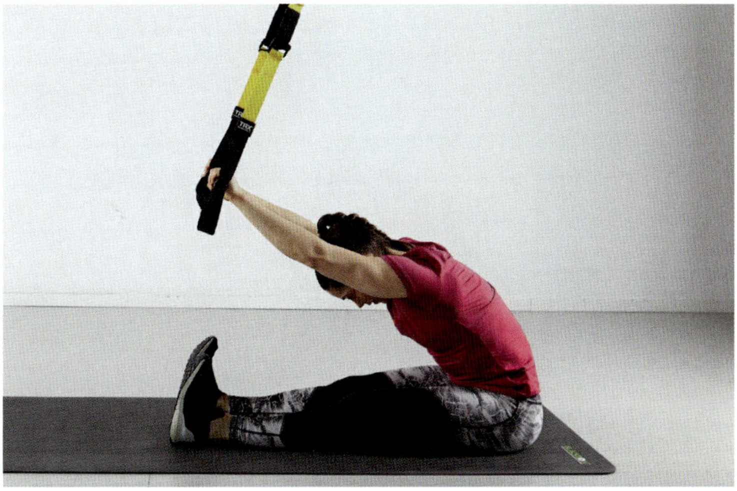

Setze dich mit gestreckten Beinen und aufgerichtetem Oberkörper direkt unter den Aufhängepunkt der Schlingen und ziehe deine Zehenspitzen zu dir heran. Greife die Griffe und neige deinen Oberkörper nach vorn in Richtung Zehenspitzen. Der Zug sollte hauptsächlich an der Beinrückseite und am Rücken spürbar sein. Halte die Position für 30 bis 60 Sekunden und lasse dich dabei mit der Zeit mehr und mehr in die Position hineinsinken.

Alternative Ausführung

Methode: dynamisches Dehnen

Führe in der Endposition mit dem Oberkörper kleine federnde Auf- und Abbewegungen aus. Schiebe in jeder Wippbewegung dein Brustbein nach unten in Richtung der Beine.

Einbeiniger Langsitz

Methode: progressiv-statisches Dehnen

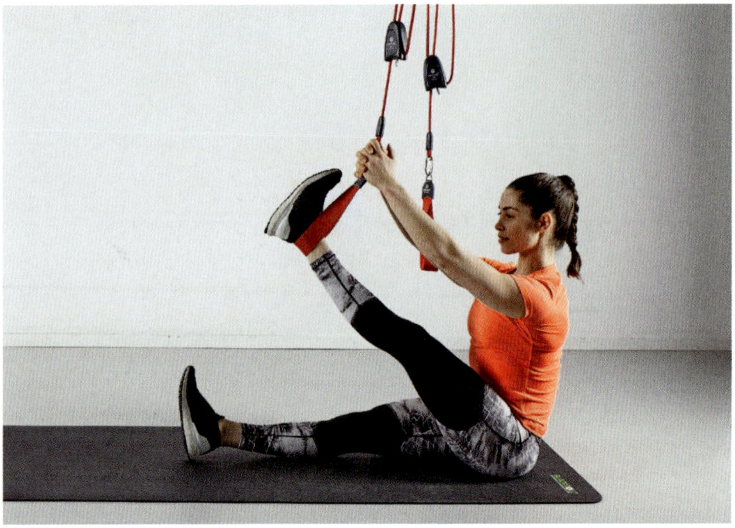

Setze dich mit gestreckten Beinen und aufgerichtetem Oberkörper direkt unter den Aufhängepunkt der Schlingen. Lege einen Fuß in eine Schlaufe und umfasse das Seil des Schlingentrainers oberhalb der Schlaufe mit beiden Händen. Dein Oberkörper ist möglichst aufrecht und beide Beine sind gestreckt. Nimm eine Dehnung der Beinrückseite wahr. Halte die Position für 30 Sekunden. Führe bei nachlassendem Dehnreiz dein Bein mit sanftem Zug am Seil des Schlingentrainers weiter zu dir heran. Nimm den Fuß aus der Schlinge und wechsle die Seite.

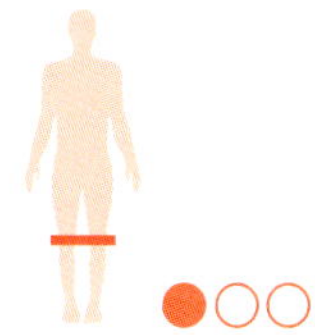

Päckchen

Methode: progressiv-statisches Dehnen

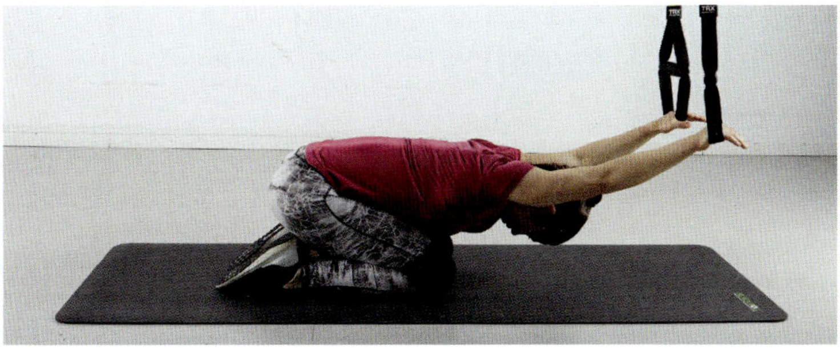

Nimm eine kniende Position frontal vor den Schlingen ein. Die Fußrücken sind dabei abgelegt. Greife die Schlaufen, schiebe dein Gesäß nach hinten und dein Brustbein in Richtung Boden. Die Schlingen sind in der Senkrechten. Mache dich so lang wie möglich und spüre einen Dehnreiz in der Brust- und Rückenmuskulatur. Halte die Position für 30 bis 60 Sekunden.

Variante

Methode: Mobility

1. Nimm die Ausgangsposition ein und lege deine Stirn auf der Matte ab. Bewege deine Arme nun von vorn über die Seite. Kopf und Oberkörper werden sich in dieser Bewegung leicht anheben.

2. Führe deine Arme bis ganz nach hinten und senke dabei Kopf und Oberkörper wieder ab. Bringe die Arme anschließend zurück nach vorn. Führe die Halbkreisbewegung der Arme 10-mal kontrolliert aus.

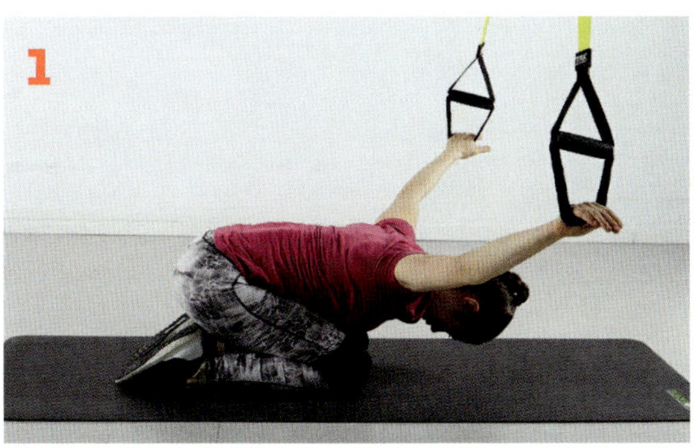

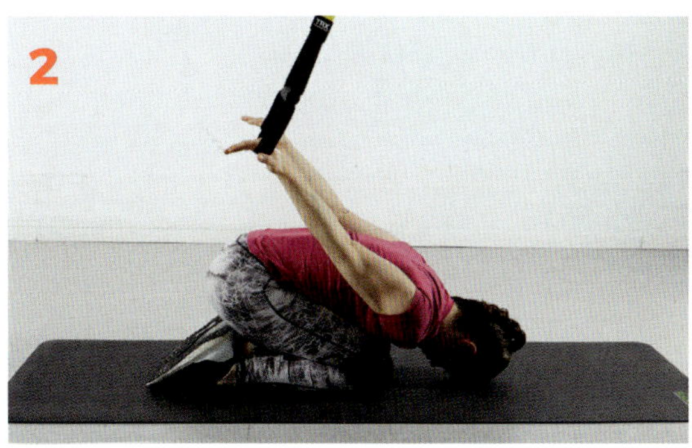

Taube

Methode: progressiv-statisches Dehnen

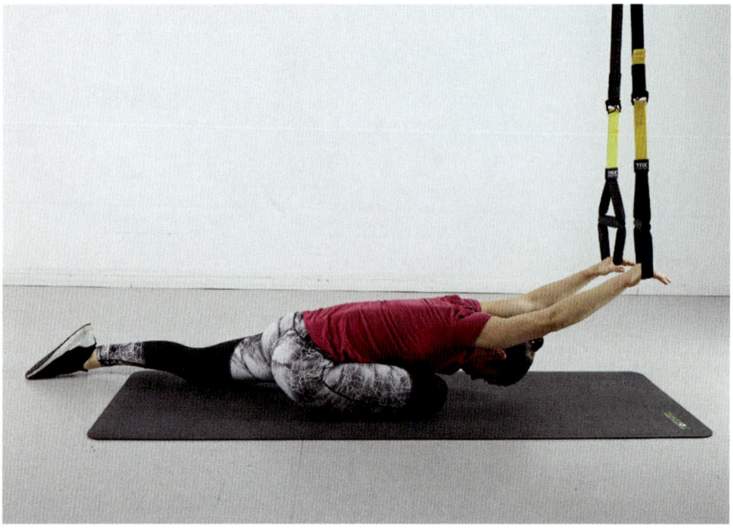

Setze dich frontal vor die Schlingen auf den Boden. Winkle ein Bein diagonal vor dem Körper an und strecke das andere Bein gerade nach hinten aus. Der Fußrücken des ausgestreckten Beins hält Kontakt zum Boden. Greife die Schlaufen und senke deinen Oberkörper so weit wie möglich nach vorn ab. Schiebe dazu dein Brustbein in Richtung Boden. Dein Becken ist in dieser Position parallel zum Boden ausgerichtet. Nimm einen Dehnreiz in der Gesäßmuskulatur des angewinkelten Beins wahr. Halte die Position für 30 bis 60 Sekunden. Lasse den Oberkörper mit nachlassendem Dehnreiz noch weiter nach unten absinken. Richte dich im Anschluss wieder auf und wechsle die Seite.

Hinweis: Je größer der Winkel zwischen Unter- und Oberschenkel des angewinkelten Knies, desto intensiver ist die Dehnung für die Gesäßmuskulatur. Mit größerem Winkel steigt jedoch auch die Belastung auf das Knie. Taste dich daher langsam an eine intensivere Dehnung heran.

Rolle

Methode: progressiv-statisches Dehnen

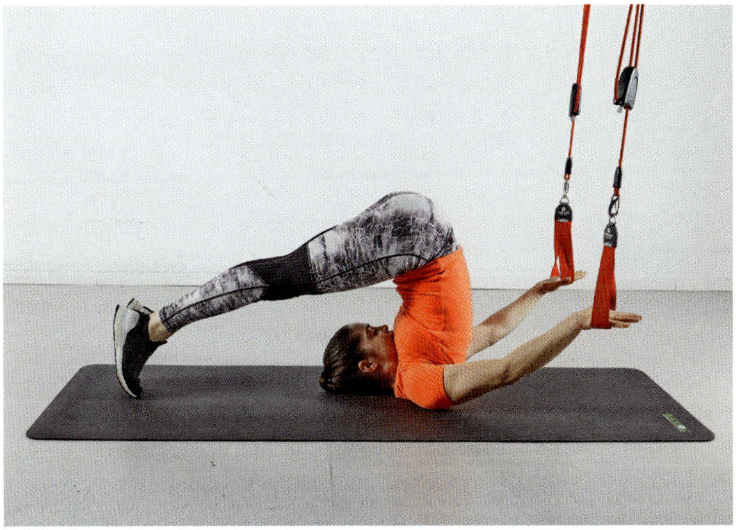

Komme in eine Rückenlage unter den Schlingentrainer, deine Hüfte liegt etwa unterhalb des Aufhängepunkts der Schlingen. Strecke deine Arme nach vorn aus und greife die Schlaufen. Arme und Beine sind nun gestreckt und die Schlingen befinden sich in der Senkrechten. Übe mit den Händen Druck nach unten in die Schlaufen aus, rolle deine gestreckten Beine langsam über den Kopf nach hinten und setze deine Zehenspitzen hinter deinem Kopf auf dem Boden ab. Nimm eine Dehnung des gesamten Rückens wahr. Halte die Position für 30 bis 60 Sekunden.

Alternative Ausführung

Methode: bewegt-statisches Dehnen

Schiebe aus der eingenommenen Endposition im Wechsel deine rechte beziehungsweise linke Ferse noch weiter von dir weg.

Flieger

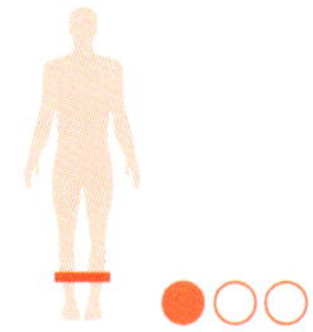

Methode: Mobility

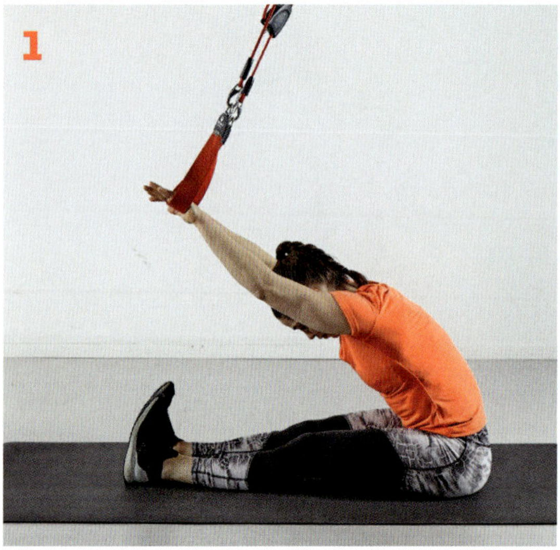

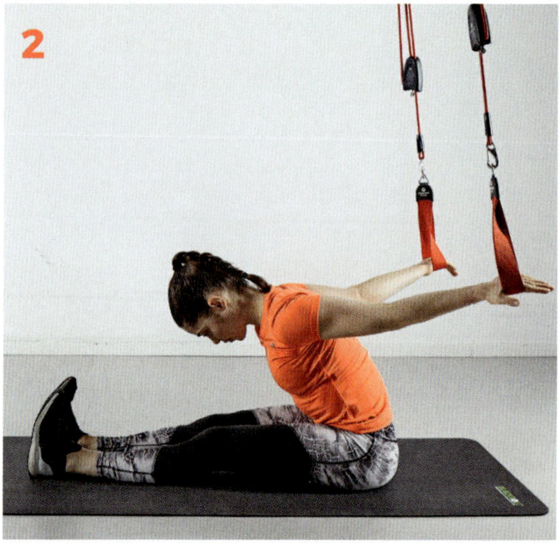

1. Greife die Schlaufen und setze dich mit gestreckten Beinen und angezogenen Zehenspitzen direkt unter die Aufhängung des Schlingentrainers. Strecke deine Arme nach vorn aus und schiebe deinen Oberkörper nach vorn und unten.

2. Führe deine Arme in einem Halbkreis von vorn über die Seite nach hinten und wieder zurück. Der Oberkörper bleibt während der kompletten Bewegungsausführung in einer vorgebeugten Position. Führe die Halbkreisbewegung der Arme 10-mal kontrolliert aus.

Großes Päckchen

Methode: progressiv-statisches Dehnen

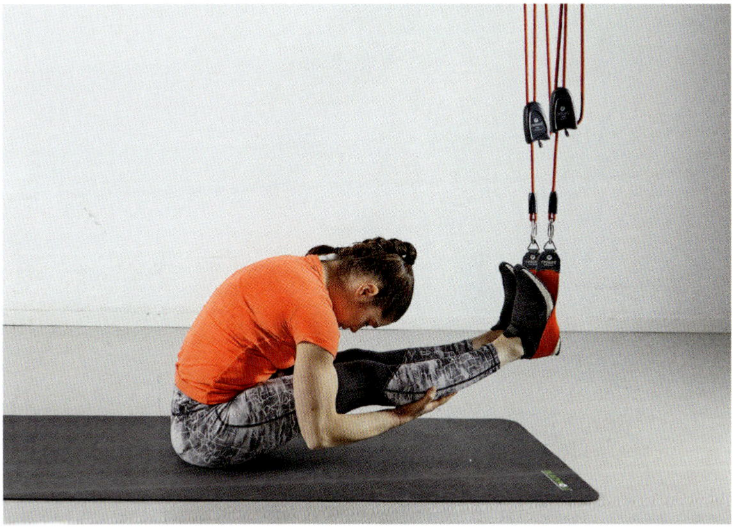

Setze dich frontal zum Schlingentrainer auf den Boden und platziere deine Fersen in den Schlaufen. Beide Beine sind dabei gestreckt. Neige deinen Oberkörper nach vorn und lege deine Hände an deine Waden. Ziehe deinen Oberkörper aus dieser Position heraus sanft in Richtung Oberschenkel. Nimm eine Dehnung der Beinrückseite und des Rückens bis hin zur Nackenmuskulatur wahr. Halte die Position für 30 bis 60 Sekunden und sinke mehr und mehr in die Position hinein beziehungsweise ziehe deinen Oberkörper näher an deine Beine heran.

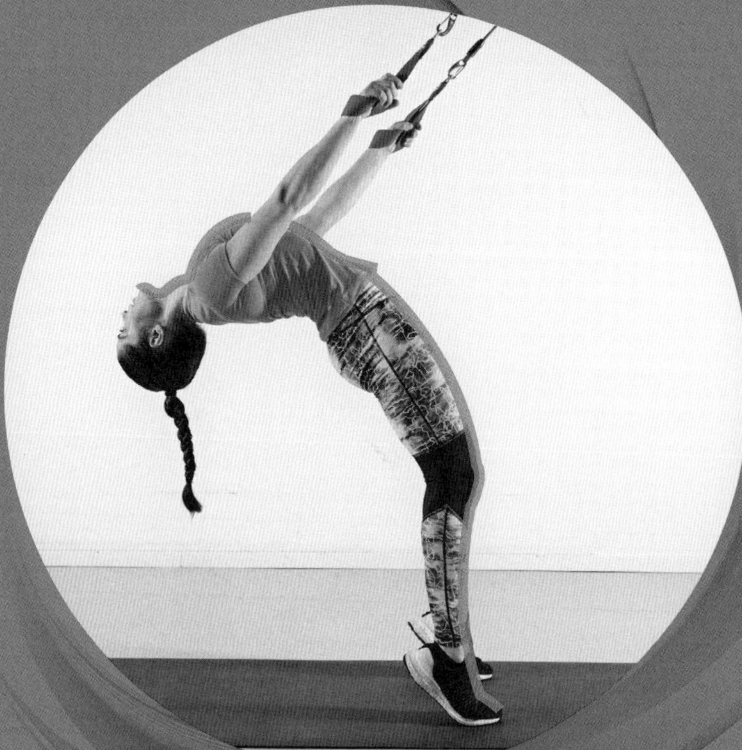

Übungen für die oberflächliche Frontallinie

Die oberflächliche Frontallinie erreichen wir mit Rückbeugen. Übungen zur Faszienlinie der Körpervorderseite solltest du hauptsächlich im Bereich der Unterschenkelvorder- und -außenseite, der Oberschenkelvorderseite und über die ganze Länge des vorderen Rumpfes bis zum vorderen Halsbereich wahrnehmen.

Wie im Kapitel »Warum man seine Beweglichkeit trainieren sollte« (Seite 9) beschrieben, ist die oberflächliche Frontallinie zweigeteilt. Die Beweglichkeit des unteren Abschnitts – vom Fußrücken über den Unterschenkel und die Oberschenkelvorderseite bis zum Becken – kannst du mit einem Fersensitz testen. Nimm dazu eine kniende Position mit abgelegten Fußrücken ein. Setze dich nun mit dem Gesäß nach hinten auf deine Fersen ab. Nimm die Intensität der Dehnung wahr. Kannst du dich ohne große Anstrengung mit dem Gesäß auf deine Fersen absetzen? Je einfacher und müheloser dir dieser Fersensitz gelingt, desto besser ist die Dehnfähigkeit des unteren Abschnitts der oberflächlichen Frontallinie. Die folgenden Übungen zielen auf die gesamte oberflächliche Frontallinie, aber auch schwerpunktmäßig auf den unteren und oberen Teil dieser Faszienlinie ab.

Rückbeuge

Methode: progressiv-statisches Dehnen

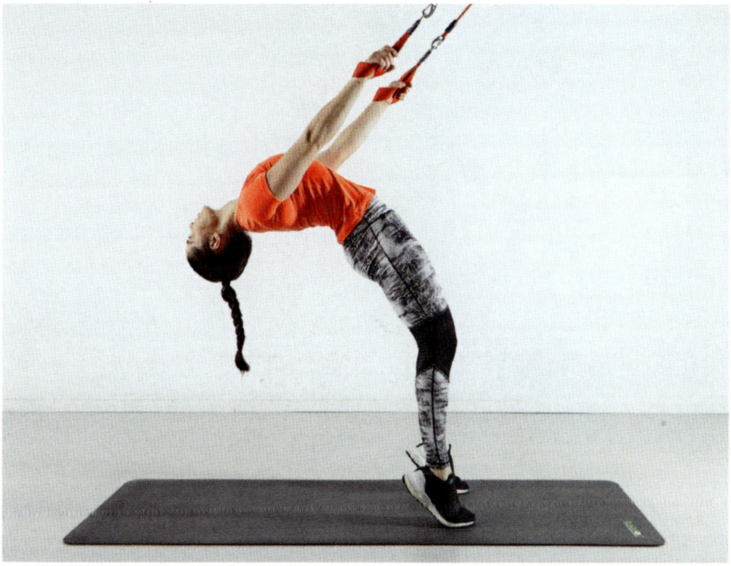

Stelle dich mit hüftbreit geöffneten Füßen frontal vor den Schlingentrainer. Fasse mit den Händen durch die Schlaufen und umgreife diese, damit du einen guten Halt hast. Spanne dein Gesäß und deine Bauchmuskulatur an, indem du den Bauchnabel in Richtung Wirbelsäule ziehst. Komme auf die Zehenspitzen und lasse deinen Oberkörper langsam nach hinten ab, während du deine Arme Stück für Stück streckst. Deine Knie sind leicht gebeugt. Nimm die Dehnung in der Brustmuskulatur und Schulterpartie wahr. Eventuell spürst du auch einen Zug in der Bauchmuskulatur und der Oberschenkelvorderseite. Halte die Position für 20 bis 30 Sekunden. Mit nachlassendem Dehnreiz kannst du mehr und mehr in die Rückbeuge kommen.

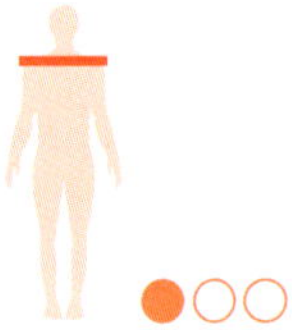

Halbkniestand mit Rückbeuge

Methode: progressiv-statisches Dehnen

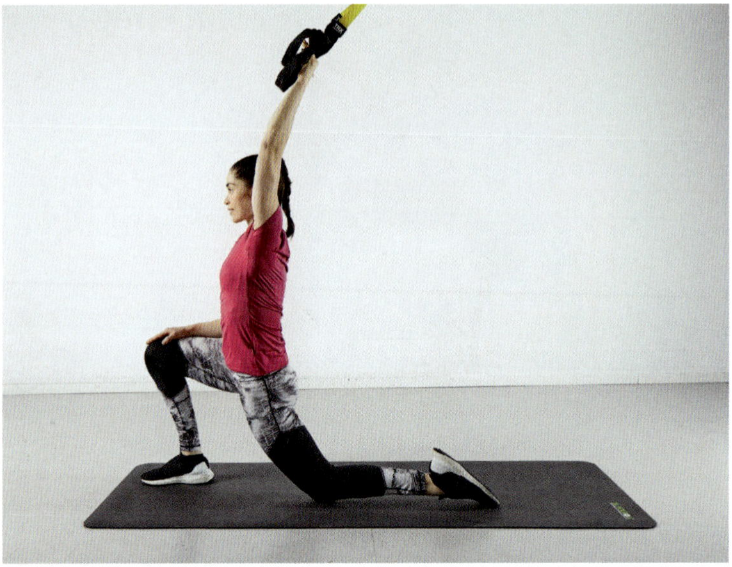

Greife mit einer Hand einen Griff und nimm dann einen Halbkniestand vor dem Schlingentrainer ein, indem du das der greifenden Hand gegenüberliegende Bein rechtwinklig aufstellst und das andere Bein ablegst. Aus dieser Position kommst du in eine Rückbeuge, indem du dein Becken nach hinten kippst, Bauch- und Gesäßmuskulatur anspannst und das Knie des aufgestellten Beins nach vorn schiebst. Nimm einen Zug an der Oberschenkelvorderseite des abgelegten Beins sowie der Brustmuskulatur derselben Körperseite wahr. Halte die Position für 30 bis 60 Sekunden und komme mit nachlassendem Dehnreiz mehr und mehr in die Rückbeuge. Wechsle danach die Seite.

Alternative Ausführung

Methode: Anspannungs-Entspannungs-Dehnen
Übe in der Endposition mit der greifenden Hand für 5 bis 10 Sekunden etwas Druck auf die Schlinge aus. Lasse danach wieder locker und sinke für 15 bis 20 Sekunden ohne jegliche Anspannung mehr und mehr in die Dehnung, indem dein Brustbein weiter nach vorn kommt. Führe die Anspannungs- und Entspannungsphase im Wechsel für 3 bis 5 Serien durch. Lasse dich mit jeder Entspannungsphase noch etwas tiefer in die Position hineinsinken.

Variante

Methode: progressiv-statisches Dehnen

Greife in der Endposition des Halbkniestands mit Rückbeuge (linke Seite) mit deiner freien Hand das Sprunggelenk deines abgelegten Beins und ziehe dieses in Richtung Gesäß, um eine noch intensivere Dehnung in der Oberschenkelvorderseite zu erreichen.

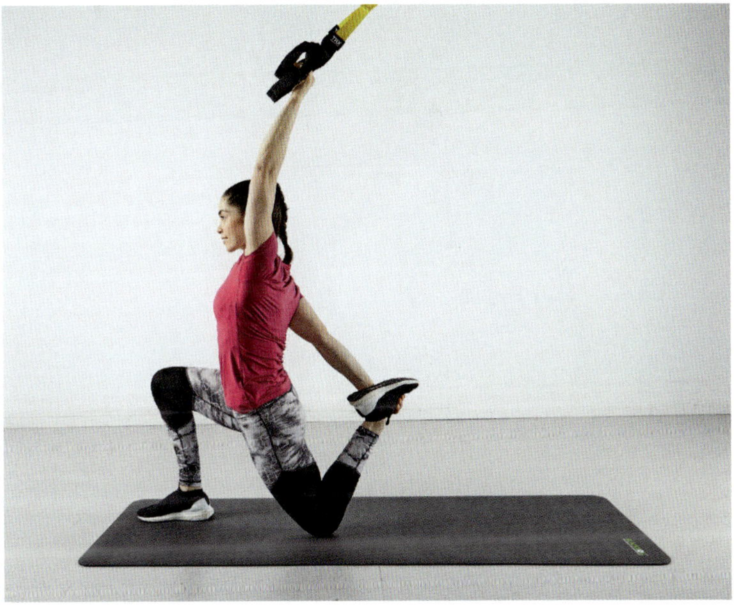

Vorgeneigtes Dreieck

Methode: progressiv-statisches Dehnen

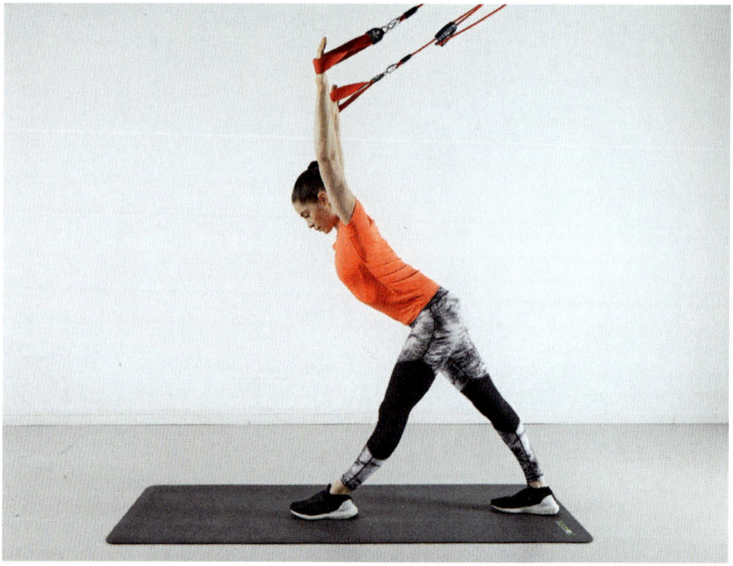

Stelle dich unter den Aufhängepunkt des Schlingentrainers und lege deine Handflächen in die Schlaufen. Führe einen großen Ausfallschritt nach vorn aus, sodass beide Füße in einer Linie hintereinander sind. Die Fersen behalten den Kontakt zum Boden, beide Beine sind gestreckt. Lehne deinen Oberkörper nach vorn. Die Arme befinden sich in der Verlängerung zum Oberkörper. Schiebe aus dieser Position heraus dein Brustbein in Richtung Boden und nimm eine Dehnung der Beinrückseiten sowie der Brustmuskulatur wahr. Halte die Position für 30 bis 60 Sekunden und führe mit nachlassendem Dehnreiz das Brustbein noch weiter in Richtung Boden. Komme zurück in die Ausgangsposition und wechsle die Seite.

Alternative Ausführung

Methode: dynamisches Dehnen

Führe in der Vorbeuge mit dem Oberkörper kleine federnde Auf- und Abbewegungen aus.

Aufgespannter tiefer Ausfallschritt

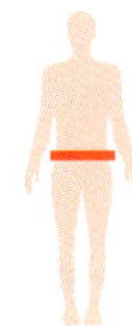

Methode: progressiv-statisches Dehnen

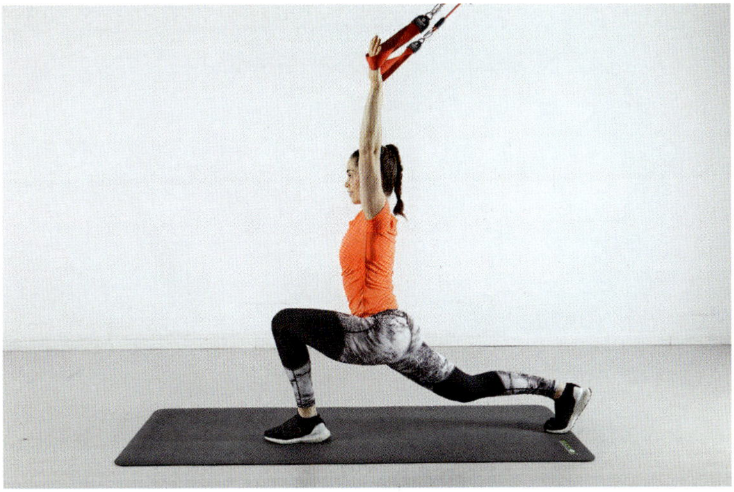

Greife die Schlaufen, halte sie vor deinem Körper und stelle dich etwas vor den Aufhängepunkt des Schlingentrainers. Führe einen großen Ausfallschritt nach vorn aus und strecke dabei deine Arme nach oben. Senke deinen Körper nach unten ab, indem du beide Beine beugst. Das Knie des hinteren Beins bleibt in der Luft und nur die Zehenspitzen halten den Kontakt zum Boden. Der Oberkörper bleibt aufrecht. In dieser Position sollte eine Dehnung der Oberschenkelvorderseite des hinteren Beins zu spüren sein. Halte die Position für 30 bis 60 Sekunden und schiebe mit nachlassendem Dehnreiz dein vorderes Knie noch etwas weiter nach vorn. Richte dich wieder auf und wechsle die Seite.

Alternative Ausführungen

Methode: dynamisches Dehnen

Führe in der Endposition kleine federnde Auf- und Abbewegungen mit dem Becken aus.

Methode: Anspannungs-Entspannungs-Dehnen

Übe in der Endposition mit den Händen 5 bis 10 Sekunden lang etwas Druck nach vorn auf die Schlaufen aus. Lasse danach wieder locker und sinke für 15 bis 20 Sekunden ohne jegliche Anspannung mehr und mehr in die Dehnung, indem du dein Becken weiter nach unten sinken lässt und dein vorderes Knie noch etwas weiter nach vorn schiebst. Führe die Anspannungs- und Entspannungsphase im Wechsel für 3 Serien durch. Lasse dich mit jeder Entspannungsphase noch etwas tiefer in die Position hineinsinken.

Variante

Methode: progressiv-statisches Dehnen

Nimm die Endposition des aufgespannten tiefen Ausfallschritts (Seite 83) ein, strecke nun jedoch deine Arme zur Seite aus. Nimm zusätzlich zur Dehnung der Oberschenkelvorderseite des hinteren Beins noch eine Dehnung der Brustmuskulatur wahr. Halte die Position für 30 bis 60 Sekunden und schiebe mit nachlassendem Dehnreiz dein vorderes Knie und dein Brustbein noch etwas weiter nach vorn. Richte dich wieder auf und wechsle die Seite.

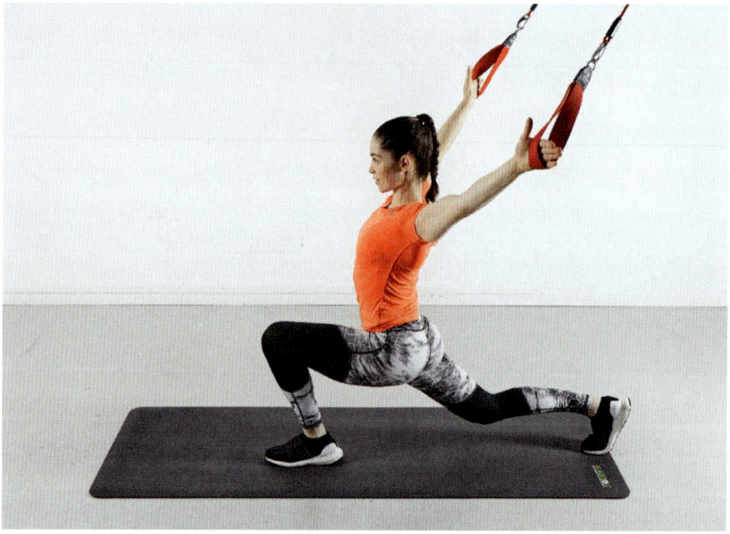

Split mit Rückbeuge

Methode: progressiv-statisches Dehnen

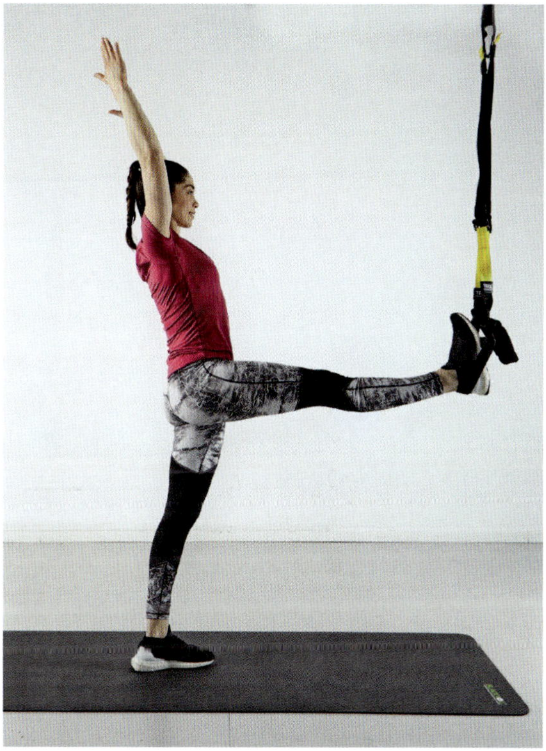

Stelle dich frontal vor die Schlingen und platziere eine Ferse in der Schlaufe direkt unter dem Aufhängepunkt, sodass sich dein Bein in der Waagerechten befindet. Beide Beine sind gestreckt, die Zehenspitzen des Standbeins zeigen nach vorn. Führe deine Arme über den Kopf nach oben. Die Handflächen zeigen dabei zueinander. Neige deinen Oberkörper mit Rumpfspannung etwas nach hinten. Nimm eine Dehnung der Beinrückseite des eingehängten Beins sowie der Oberschenkelvorderseite des Standbeins wahr. Halte die Position für 30 Sekunden und schiebe mit nachlassendem Dehnreiz die Ferse des angehobenen Beins etwas weiter nach vorn. Nimm deinen Fuß aus der Schlaufe und wechsle die Seite.

Variante

Methode: progressiv-statisches Dehnen

Nimm die Ausgangsposition ein. Neige dich jetzt jedoch aus dem Oberkörper deutlich weiter nach hinten. Halte dabei den Rumpf angespannt. Nimm zusätzlich zur Dehnung der Beinrückseite des angehobenen Beins und der Oberschenkelvorderseite des Standbeins einen Zug in der Bauchmuskulatur wahr. Halte die Position für 20 bis 30 Sekunden und neige dich mit nachlassendem Dehnreiz vorsichtig weiter nach hinten. Nimm deinen Fuß aus der Schlaufe und wechsle die Seite.

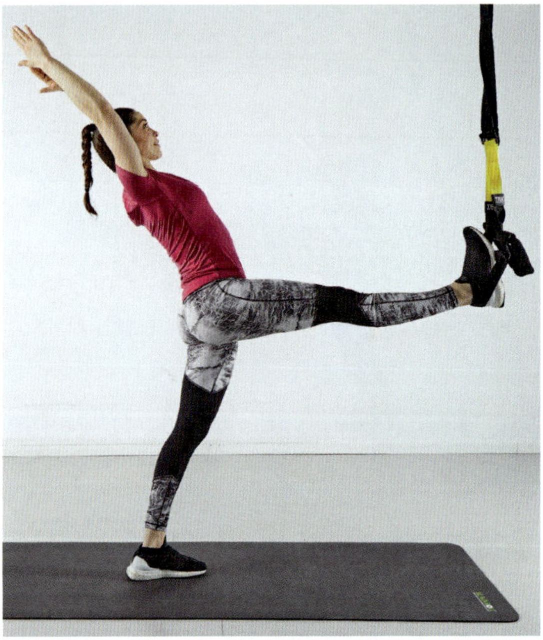

Alternative Ausführung

Methode: Mobility

Deine Ausgangsposition entspricht dem Split mit Rückbeuge (Seite 85), lasse deine Arme jedoch unten und seitlich locker am Körper hängen. Führe nun die Arme nach oben über den Kopf, neige dich aus dem Oberkörper nach hinten in die Rückbeuge und schiebe deine eingehängte Ferse nach vorn. Komme danach wieder zurück in die aufrechte Position und senke die Arme ab. Wechsle 10-mal zwischen dieser aufgerichteten Standposition und der Rückbeuge nach hinten und wiederhole die Übung dann auf der anderen Seite.

Hinweis: Halte die Rumpfmuskulatur während der kompletten Übungsausführung auf Spannung.

Hängende Rückbeuge

Methode: progressiv-statisches Dehnen

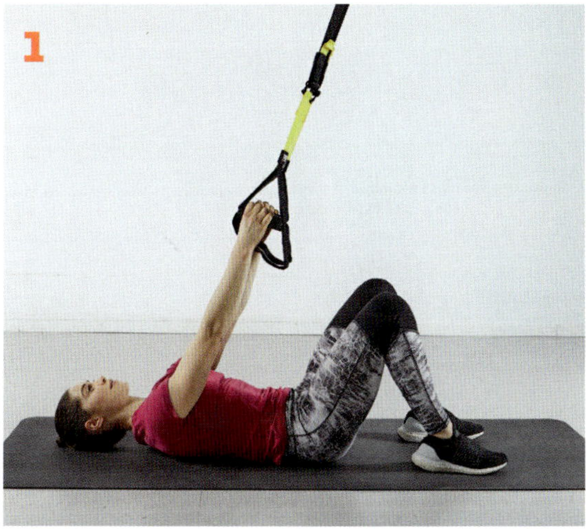

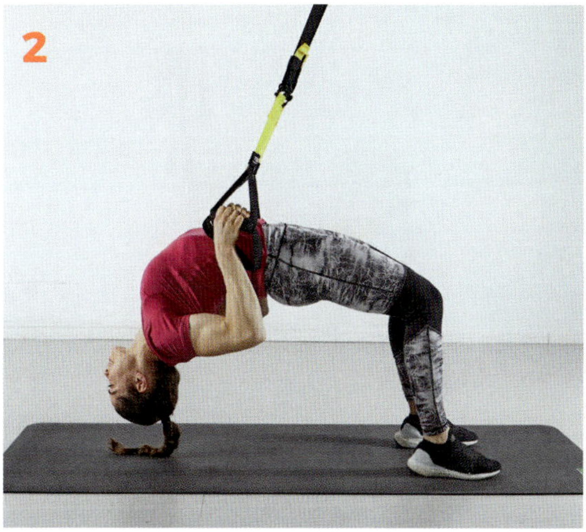

1. Lege dich rücklings und mit hüftbreit aufgestellten Beinen auf den Boden, deine Füße stehen genau unter den Schlingen. Greife die Griffe.

2. Drücke und ziehe dich zeitgleich mit den Beinen und Armen in eine Tischposition. Schiebe dabei deine Hüfte aktiv nach oben in Richtung Decke. Lasse jetzt deinen Oberkörper langsam und mit Spannung nach hinten in eine Rückbeuge ab. Die Arme bleiben weiterhin angewinkelt. Nimm eine Dehnung insbesondere im Bereich des Brustkorbs wahr. Halte die Position für 20 bis 30 Sekunden und neige dich mit nachlassendem Dehnreiz vorsichtig weiter nach hinten.

Alternative Ausführung

Methode: Mobility

Führe Ausgangs- und Endposition der hängenden Rückbeuge im dynamischen Wechsel aus. Komme in 6 bis 8 Serien jeweils langsam und kontrolliert von der Rückenlage in die Rückbeuge und wieder zurück in die Rückenlage.

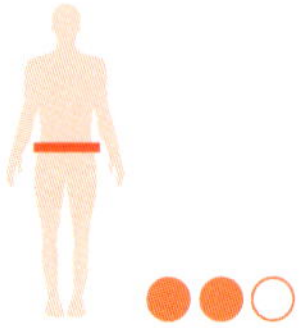

Hängende Rückbeuge aus dem Fersensitz

Methode: progressiv-statisches Dehnen

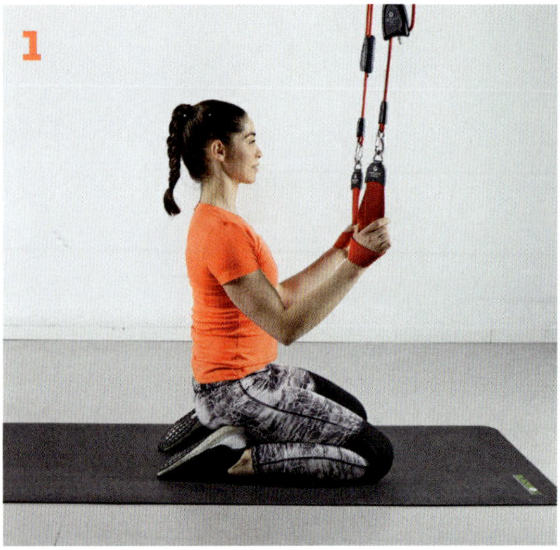

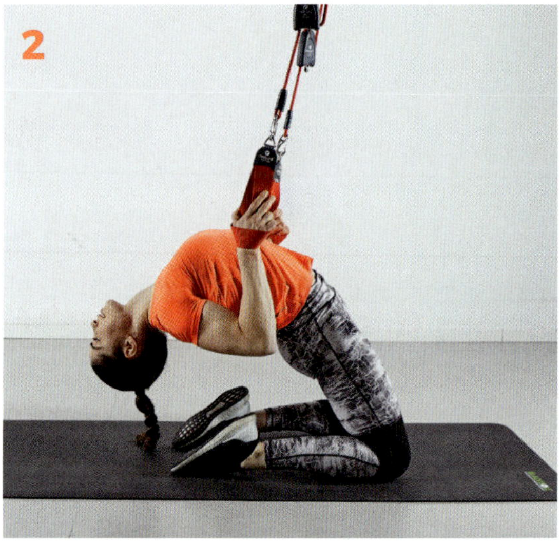

1. Nimm einen Fersensitz unter dem Schlingentrainer ein. Fasse mit den Händen durch die Schlaufen und umgreife diese, damit du einen guten Halt hast.

2. Aktiviere deine Gesäßmuskulatur und schiebe dadurch dein Becken nach oben. Lasse dann deinen Oberkörper mit Spannung langsam nach hinten in eine Rückbeuge ab. Achte darauf, dass du die Position kontrolliert und mit guter Körperspannung einnimmst. Nimm eine Dehnung der Oberschenkelvorderseite sowie der Bauchmuskulatur wahr. Halte die Position für 20 bis 30 Sekunden und neige dich mit nachlassendem Dehnreiz vorsichtig weiter nach hinten.

Alternative Ausführung

Methode: Mobility

Führe Ausgangs- und Endposition im dynamischen Wechsel aus. Komme in 6 bis 8 Serien jeweils langsam und kontrolliert vom Fersensitz in die Rückbeuge und wieder zurück in den Fersensitz.

Hängende Rückbeuge aus der Grätsche

Methode: progressiv-statisches Dehnen

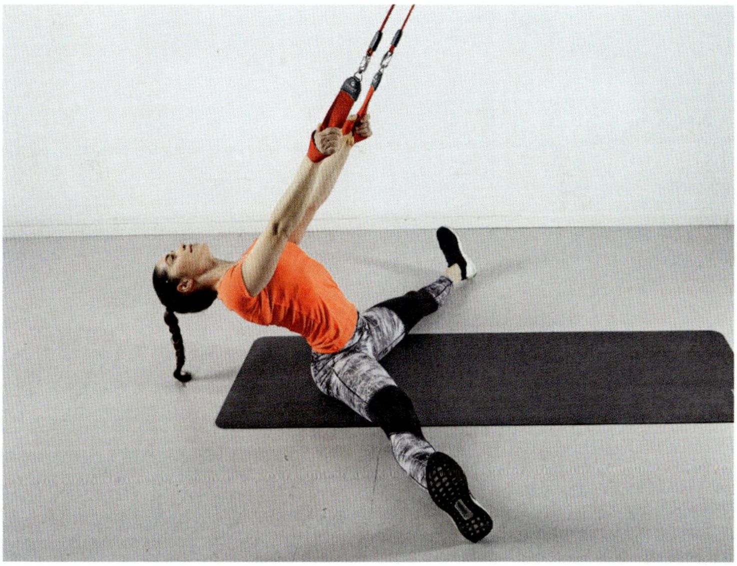

Setze dich in einer weiten Grätsche mit Blickrichtung zum Schlingentrainer auf den Boden. Fasse mit den Händen durch die Schlaufen und umgreife diese, damit du einen guten Halt hast. Senke deinen Oberkörper nach hinten ab, indem du deine Arme streckst. Die Rückbeuge erfolgt hauptsächlich aus der Brustwirbelsäule. Nimm eine Dehnung der Bauchmuskulatur sowie der Oberschenkelinnenseiten wahr. Halte die Position für 30 Sekunden und neige dich mit nachlassendem Dehnreiz vorsichtig weiter nach hinten.

Alternative Ausführung

Methode: bewegt-statisches Dehnen

Nimm die Endposition ein. Pendle mit dem Oberkörper im Wechsel etwas zur linken und zur rechten Seite.

Krieger

Methode: progressiv-statisches Dehnen

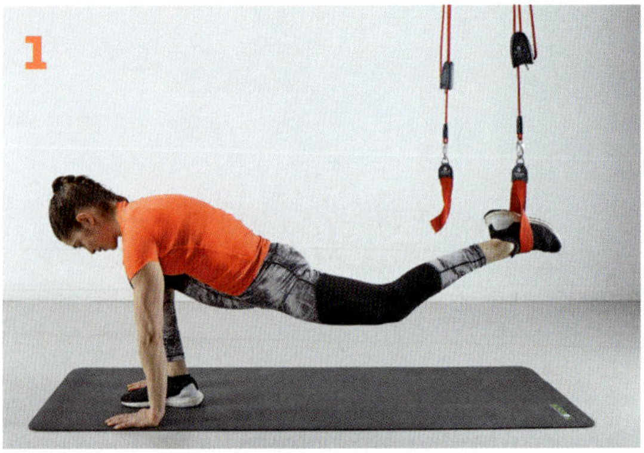

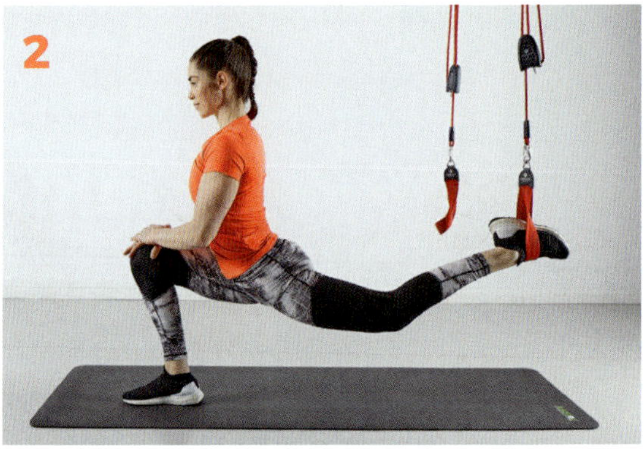

1. Nimm einen tiefen Ausfallschritt mit dem Rücken zum Schlingentrainer ein. Deine Hände sind links und rechts neben dem vorderen Bein aufgesetzt, das hintere Knie ist auf dem Boden abgelegt. Platziere den Mittelfuß des hinteren Beins nun in der Schlaufe und hebe das Knie an, sodass sich das hintere Bein in der Luft befindet.

2. Richte deinen Oberkörper mit ausreichender Gesäß- und Bauchspannung nach oben auf. Setze dabei deine Hände auf der Oberschenkelvorderseite des vorderen Beins auf. Dein Blick ist nach vorn gerichtet. Nimm eine Dehnung der Oberschenkelvorderseite des hinteren Beins wahr. Halte die Position für 30 bis 60 Sekunden und lasse dein Becken mit nachlassendem Dehnreiz weiter nach unten sinken. Begib dich zurück in die Ausgangsposition, nimm den Fuß aus der Schlinge und wechsle die Seite.

Alternative Ausführungen

Methode: Mobility

Führe Ausgangs- und Endposition im dynamischen Wechsel aus. Komme in 10 Serien jeweils langsam und kontrolliert von der mit dem Oberkörper nach vorn geneigten Position in die aufgerichtete Position und wieder zurück.

Methode: Anspannungs-Entspannungs-Dehnen

Übe in der Endposition mit dem Fußrücken des hinteren Fußes 5 bis 10 Sekunden lang etwas Druck auf die Schlaufe nach unten aus. Lasse danach wieder locker und sinke für 15 bis 20 Sekunden ohne jegliche Anspannung mehr und mehr in die Dehnung, indem du deinen Oberkörper weiter aufrichtest und das Becken weiter nach unten sinken lässt. Führe die Anspannungs- und Entspannungsphase im Wechsel für 3 bis 5 Serien durch.

Bogengang

Methode: progressiv-statisches Dehnen

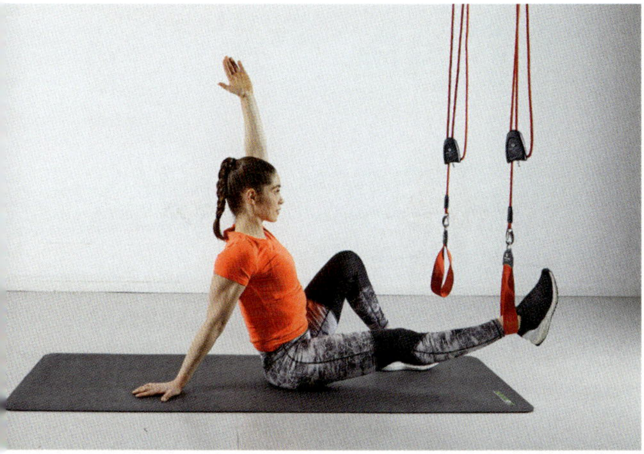

2

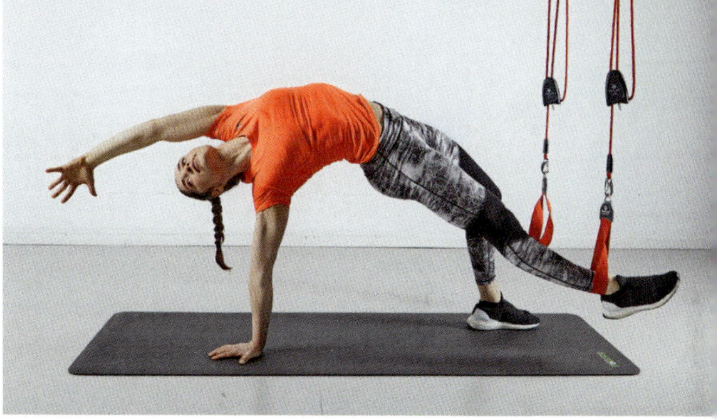

1. Setze dich frontal vor den Schlingentrainer auf den Boden und führe einen Fuß durch die Schlaufe, sodass sich diese am Knöchel befindet. Stütze dich mit der gleichseitigen Hand auf der Matte ab und stelle dein anderes Bein auf. Hebe deinen freien Arm über Kopf gestreckt nach oben.

2. Baue Druck auf beide Füße und deinen Stützarm auf und schiebe dadurch dein Becken nach oben. Führe deinen freien Arm über den Kopf nach hinten und mache dich lang, ohne dass du dabei die Körperspannung aufgibst. Nimm eine Dehnung der Oberschenkelvorderseite deines aufgestellten Beins und der seitlichen Bauchmuskulatur wahr. Halte diese Position für 20 bis 30 Sekunden und versuche, mit nachlassendem Dehnreiz dein Becken vorsichtig weiter nach oben zu schieben, um die Rückbeuge zu verstärken. Komme zurück in die sitzende Ausgangsposition und wechsle die Seite.

Alternative Ausführung

Methode: Mobility

Führe Ausgangs- und Endposition im dynamischen Wechsel aus. Komme in 6 bis 8 Serien jeweils langsam und kontrolliert von der sitzenden Position in die Rückbeuge und wieder zurück.

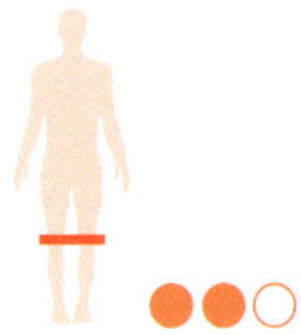

Aufrechte Taube

Methode: progressiv-statisches Dehnen

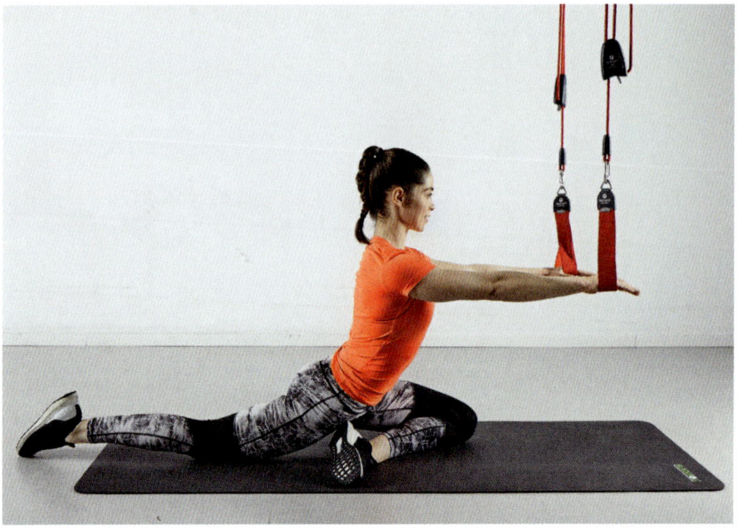

Setze dich frontal vor die Schlingen auf den Boden. Winkle ein Bein diagonal vor dem Körper an und strecke das andere Bein gerade nach hinten aus. Der Fußrücken des ausgestreckten Beins hält Kontakt zum Boden. Lege deine Hände in die Schlaufen. Dein Becken ist in der Position parallel zum Boden ausgerichtet. Der Oberkörper ist aufrecht und der Blick nach vorn gerichtet. Nimm einen Dehnreiz in der Gesäßmuskulatur des angewinkelten Beins und der Oberschenkelvorderseite des abgelegten Beins wahr. Halte die Position für 30 bis 60 Sekunden und lasse dein Becken mit nachlassendem Dehnreiz entspannt weiter nach unten sinken. Wechsle danach die Seite.

Hinweis: Je größer der Winkel zwischen Unter- und Oberschenkel des angewinkelten Knies, desto intensiver ist die Dehnung für die Gesäßmuskulatur. Mit größerem Winkel steigt jedoch auch die Belastung auf das Knie. Taste dich daher langsam an eine intensivere Dehnung heran.

Alternative Ausführung

Methode: Mobility
Schiebe die Arme aus der Endposition nach vorn. Dein Oberkörper senkt sich dadurch in Richtung Bodenab. Richte dich danach wieder auf. Führe diesen Wechsel für 6 bis 8 Serien langsam und kontrolliert aus. Wechsle danach die Seite.

Variante

Methode: progressiv-statisches Dehnen

Nimm die Ausgangsposition ein. Löse nun die Hand auf der Seite des nach hinten gestreckten Beins aus der Schlaufe und greife den Fuß des hinteren Beins. Führe diesen mit sanftem Zug zu deinem Körper heran. Die andere Hand hält weiterhin die Schlaufe. Nimm bei dieser Variante einen verstärkten Zug auf die Oberschenkelvorderseite des hinteren Beins wahr. Halte die Position für 30 bis 60 Sekunden und ziehe deinen Fuß mit nachlassendem Dehnreiz mehr und mehr in Richtung Oberkörper heran. Löse die Position auf und wechsle die Seite.

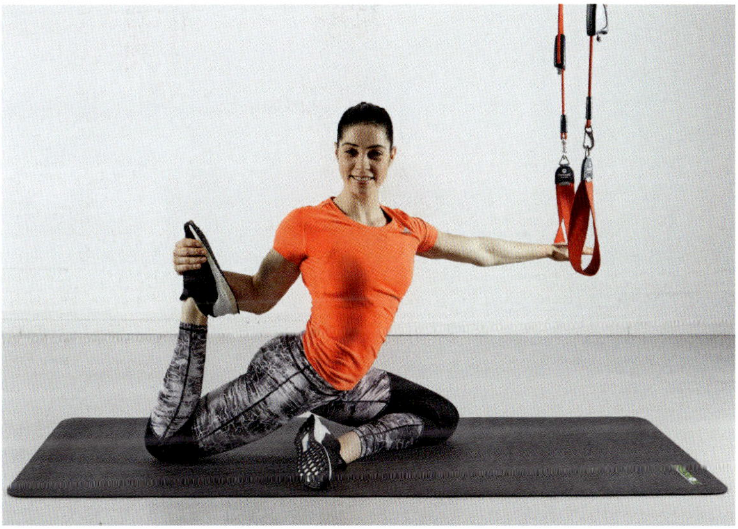

Alternative Ausführung

Methode: Anspannungs-Entspannungs-Dehnen

Übe in der Endposition mit dem Fußrücken 5 bis 10 Sekunden lang etwas Druck auf die greifende Hand aus. Lasse danach wieder locker und ziehe deinen Fuß weiter zu dir heran. Führe die Anspannungs- und Entspannungsphase im Wechsel für 3 bis 5 Serien durch. Bringe mit jeder Entspannungsphase deinen Fuß noch etwas weiter in Richtung Gesäß.

Abgelegte Taube

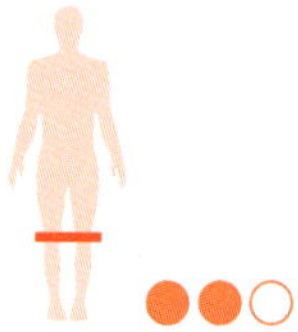

Methode: Progressiv-statisches Dehnen

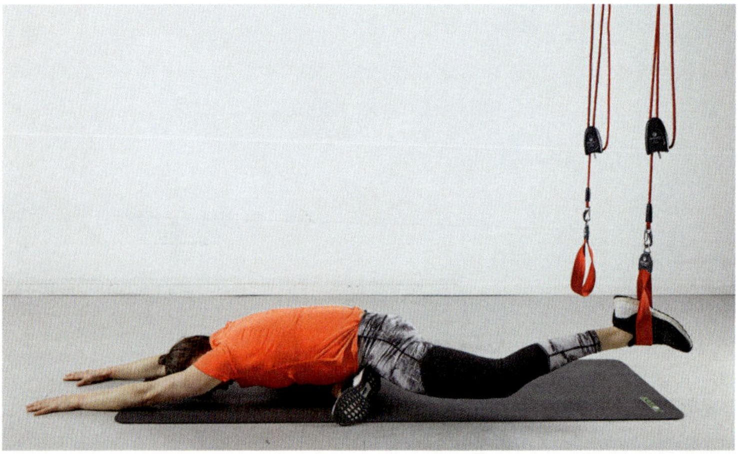

Setze dich mit dem Rücken zum Schlingentrainer und winkle ein Bein diagonal vor dem Körper an. Strecke das andere Bein gerade nach hinten aus und lege den Fußrücken in eine Schlaufe. Das Knie bleibt dabei in der Luft. Lege nun deinen Oberkörper mit ausgestreckten Armen nach vorn ab. Spüre eine Dehnung in der Gesäßmuskulatur des angewinkelten Beins und eine Hüftöffnung im ausgestreckten Bein. Halte die Position für 30 bis 60 Sekunden und lasse dein Becken mit nachlassendem Dehnreiz entspannt weiter nach unten sinken. Richte dich wieder auf und wechsle die Seite.

Hinweis: Je größer der Winkel zwischen Unter- und Oberschenkel des angewinkelten Knies, desto intensiver ist die Dehnung für die Gesäßmuskulatur. Mit größerem Winkel steigt jedoch auch die Belastung auf das Knie. Taste dich daher langsam an eine intensivere Dehnung heran.

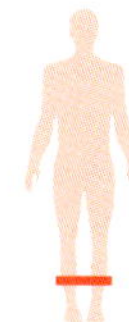

Halbkniestand

Methode: progressiv-statisches Dehnen

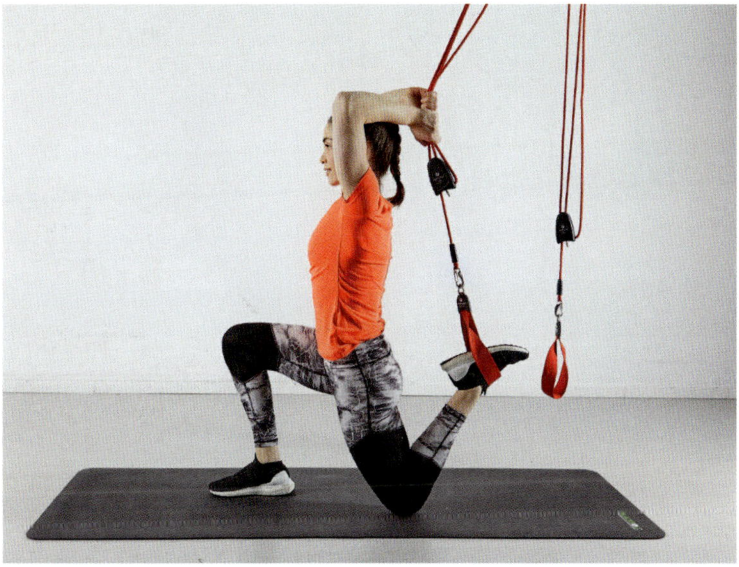

Nimm eine kniende Position mit dem Rücken zum Schlingentrainer ein und stelle einen Fuß nach vorn auf. Das Knie bildet hier einen rechten Winkel. Lege den Fußrücken deines hinteren Beins in eine Schlaufe. Richte deinen Oberkörper mit ausreichender Gesäß- und Bauchspannung nach oben auf und greife die Seile des Schlingentrainers hinter deinem Rücken. Ziehe die Seile zu deinem Körper heran und halte die Position für 30 bis 60 Sekunden. Nimm eine Dehnung der Oberschenkelvorderseite des hinteren Beins wahr. Verstärke den Zug mit nachlassendem Dehnreiz, indem du deinen Fuß mittels der Schlinge immer weiter in Richtung Gesäß heranziehst. Löse die Position auf und wechsle die Seite.

Alternative Ausführung

Methode: Anspannungs-Entspannungs-Dehnen

Übe in der Endposition mit dem Fußrücken des hinteren Fußes 5 bis 10 Sekunden lang etwas Druck auf die Schlaufe aus. Lasse danach wieder locker und führe durch Zug an den Seilen deinen Fuß in Richtung des Gesäßes. Führe die Anspannungs- und Entspannungsphase im Wechsel für 3 bis 5 Serien durch. Bringe mit jeder Entspannungsphase deinen Fuß noch etwas weiter an deinen Körper heran.

Kobra

Methode: progressiv-statisches Dehnen

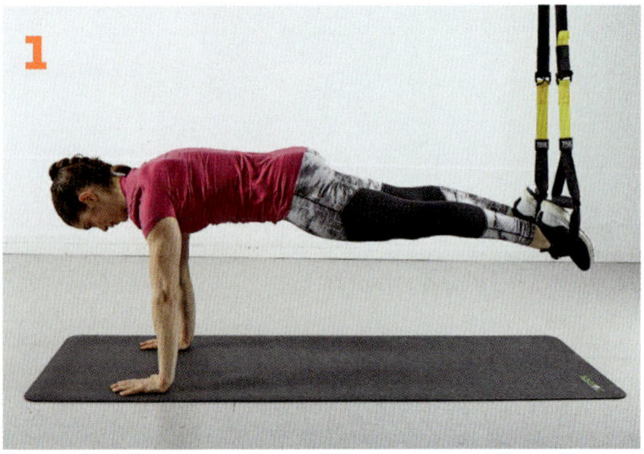

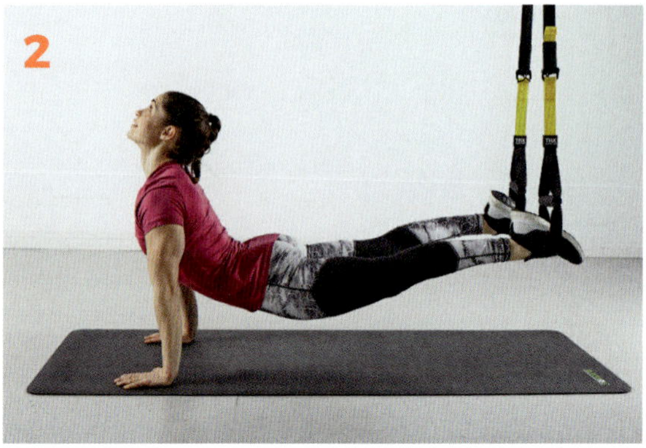

1. Nimm einen Vierfüßler ein, bei dem sich deine Hände unter den Schultern befinden. Hänge beide Füße auf Höhe des Mittelfußbereichs in die Schlaufen ein. Baue Rumpfspannung auf und strecke deine Knie, um die Stützposition einzunehmen. Der Körper befindet sich vom Sprung- über das Knie- und Hüft- bis zum Schultergelenk in einer Linie.

2. Halte die Rumpfspannung und lasse dein Becken nach unten absinken. Richte deinen Blick leicht nach oben. Arme und Beine bleiben gestreckt. Halte diese Position für 20 bis 30 Sekunden und nimm eine Dehnung der Bauchmuskulatur wahr. Lasse dein Becken mit nachlassendem Dehnreiz entspannt weiter nach unten sinken und verstärke so die Rückbeuge.

Alternative Ausführung

Methode: Mobility
Führe Ausgangs- und Endposition im dynamischen Wechsel aus. Komme in 10 Serien jeweils langsam und kontrolliert von der Stützposition in die Rückbeuge und wieder zurück in die Stützposition.

Brücke

Methode: Mobility

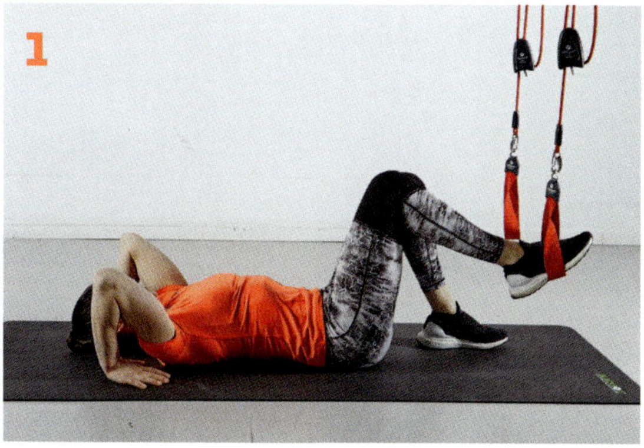

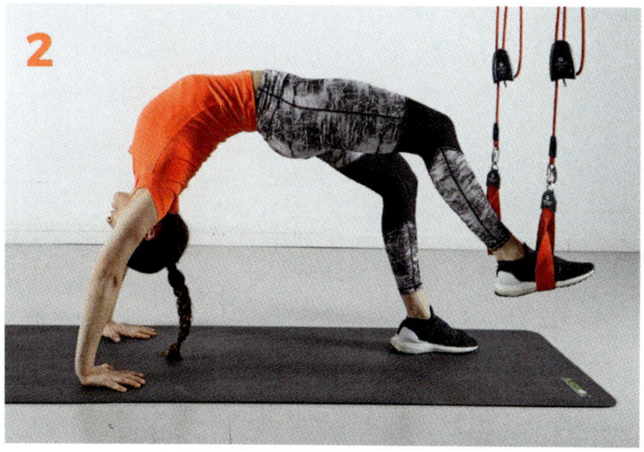

1. Nimm eine Rückenlage ein. Deine Füße befinden sich unterhalb der Aufhängung des Schlingentrainers. Setze den Mittelfuß eines Beins in die Schlaufe und stelle den anderen Fuß daneben auf dem Boden auf. Deine Handflächen platzierst du neben deinen Ohren, dabei zeigen die Fingerspitzen in Richtung der Beine.

2. Gib Druck auf beide Hände und Füße und schiebe dich mit viel Körperspannung nach oben in die Brücke. Komme wieder zurück in die abgelegte Ausgangsposition und wiederhole diesen Bewegungsablauf circa 5-mal pro Seite. Nimm in der Brücke jeweils eine Dehnung deiner Körpervorderseite wahr.

Alternative Ausführung

Methode: progressiv-statisches Dehnen

Halte in der Endposition die Rückbeuge für 20 bis 30 Sekunden. Schiebe mit nachlassendem Dehnreiz durch bewusste Aktivierung der Gesäßmuskulatur dein Becken noch weiter nach oben.

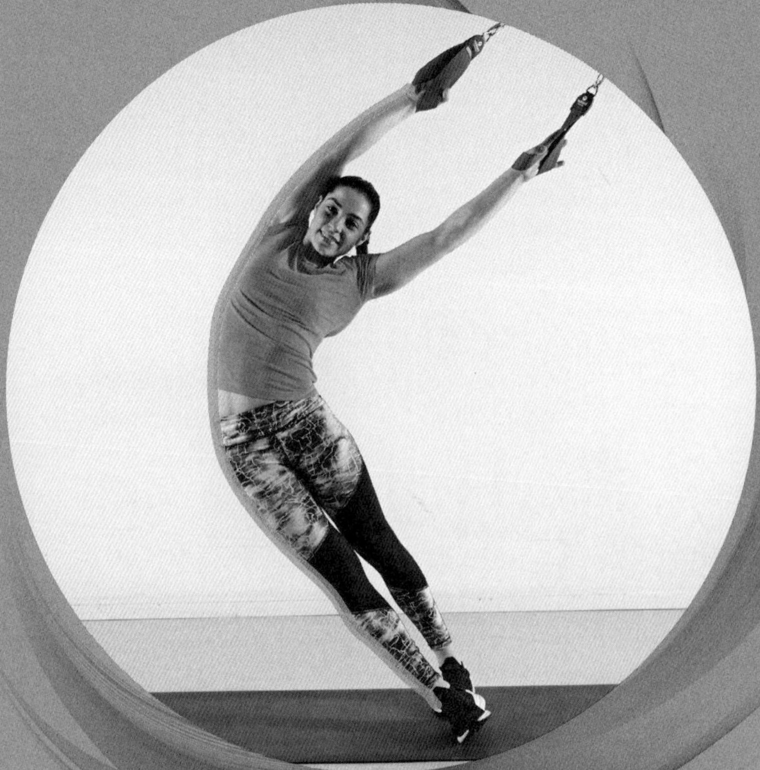

Übungen für die Laterallinie

Die Laterallinie ist an jeder Seitwärtsneigung des Rumpfes beteiligt. Aus diesem Grund enthalten alle Übungen aus diesem Abschnitt in irgendeiner Form eine Seitneige. Du nimmst die Arbeit an der Laterallinie hauptsächlich als Zug an der Unterschenkelaußenseite, der Oberschenkelaußenseite sowie entlang des gesamten seitlichen Rumpfes wahr. Besteht zu viel oder zu wenig Spannung auf einer Körperseite der Laterallinie, hinterlässt dies Spuren in der Körperhaltung: Eine übermäßige Spannung der rechten Seite beeinträchtigt beispielsweise die Seitwärtsneigung zur linken Seite. Da sich die Laterallinie im Bereich des seitlichen Rumpfes und des Brustkorbs zickzackartig nach oben windet, ist es sinnvoll, mit vielen Bewegungsvariationen in der Übungsausführung zu experimentieren, um die seitliche Linie komplett zu erfassen.

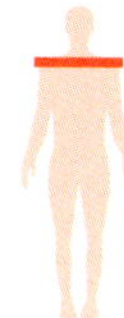

Halbmond im Ausfallschritt

Methode: Mobility

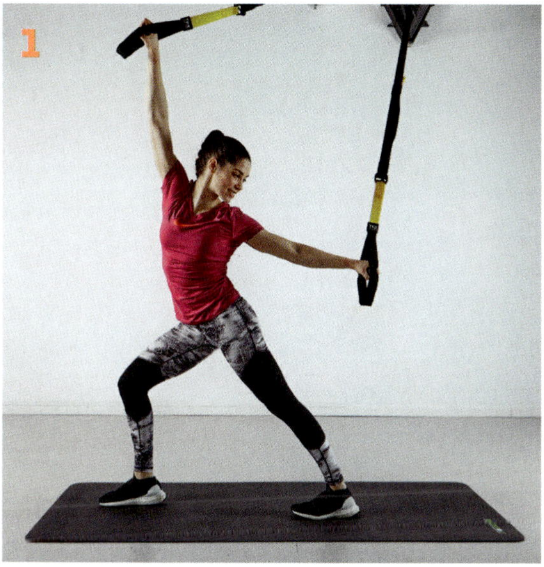

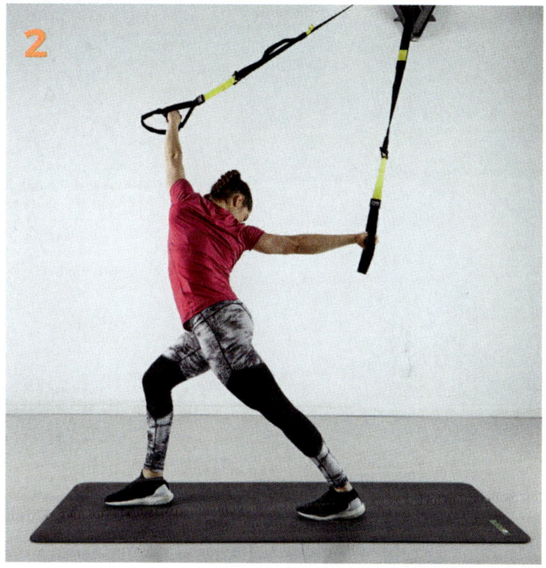

1. Greife die Griffe mit zur Seite gestreckten Armen, stelle dich unter die Aufhängung des Schlingentrainers und führe einen Ausfallschritt aus. Beide Füße zeigen nach vorn und die hintere Ferse befindet sich nun auf Höhe des Aufhängepunktes des Schlingentrainers. Rotiere den Oberkörper leicht zum hinteren Bein auf.

2. Rotiere mit dem Oberkörper über das vordere Bein zur anderen Seite und wieder zurück. Deine Arme schwingen dabei mit. Nimm einen Dehnreiz in deinen seitlichen Flanken wahr. Wiederhole diese Übung 10-mal und wechsle dann die Seite.

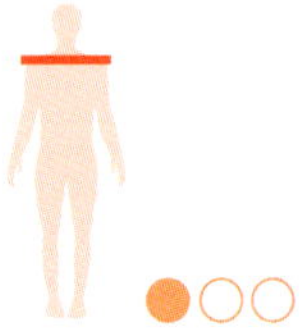

Halbmond

Methode: progressiv-statisches Dehnen

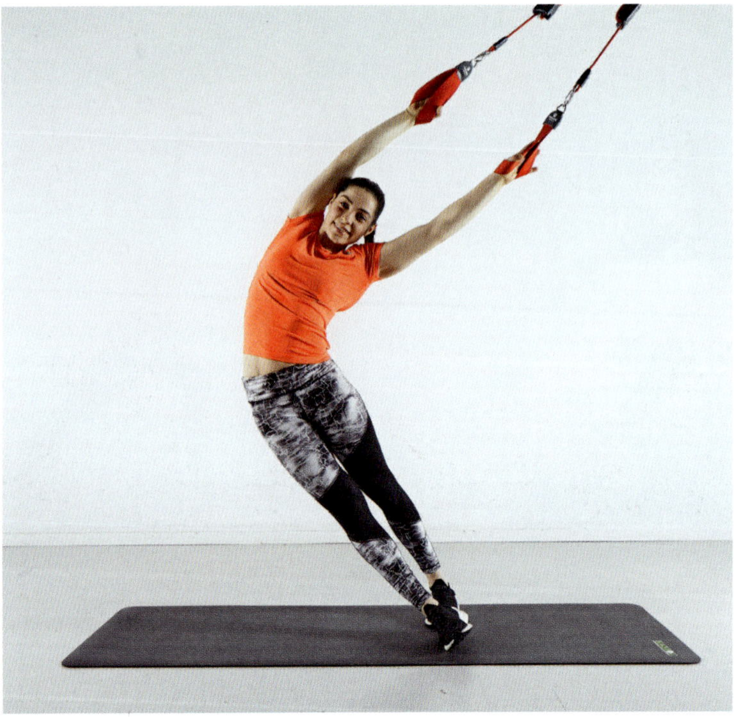

Stelle dich seitlich neben den Schlingentrainer. Fasse mit den Händen durch die Schlaufen und umgreife diese, damit du einen guten Halt hast. Führe einen großen Schritt zur Seite aus und stelle deine Beine leicht versetzt hintereinander auf. Lass deinen Körper mit Spannung zur Seite, weg vom Schlingentrainer, absinken. Deine Arme sind dabei über dem Kopf ausgestreckt. Verspüre einen Zug in deiner seitlichen Flanke und lasse dein Becken mit nachlassendem Dehnreiz weiter zur Seite absinken. Halte die Position für 30 bis 60 Sekunden. Richte dich dann wieder auf und wechsle die Seite.

Alternative Ausführung

Methode: bewegt-statisches Dehnen

Nimm die Endposition ein. Rotiere im Wechsel mit dem Oberkörper nach innen zum Aufhängepunkt der Schlingen und nach außen weg vom Aufhängepunkt. Der Blick wandert jeweils mit in Richtung der Rotation.

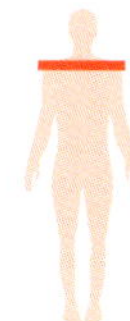

Abgestufter Halbmond

Methode: progressiv-statisches Dehnen

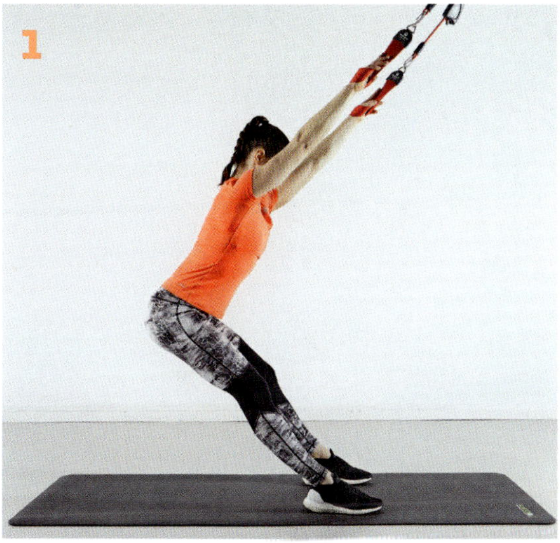

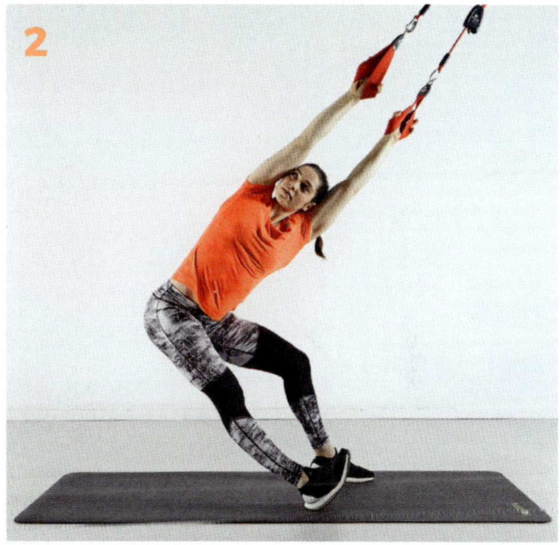

1. Stelle dich mit schulterbreit geöffneten Füßen mit Blickrichtung zum Schlingentrainer. Fasse mit den Händen durch die Schlaufen und umgreife diese, damit du einen guten Halt hast. Schiebe dein Becken nach hinten, bis sich ein rechter Winkel zwischen Ober- und Unterkörper ergibt. Arme und Beine sind jeweils gestreckt, dein Oberkörper und die Arme bilden die Verlängerung der Schlingen.

2. Beuge nun ein Bein und rotiere mit dem Oberkörper zur gegenüberliegenden Seite. Der ganze Fuß des gebeugten Beins hält den Kontakt zur Matte. Auf der Seite des gestreckten Beins befindet sich nur die Ferse auf der Matte, ziehe die Zehenspitzen aktiv zu dir heran. Dein Blick geht unter dem Oberarm vorbei nach oben. Nimm auf der Seite des gestreckten Beins eine Dehnung der Wadenmuskulatur, der Oberschenkelrückseite, der Gesäßmuskulatur und der seitlichen Rumpfmuskulatur wahr. Halte die Position 30 bis 60 Sekunden und rotiere dich mit nachlassendem Dehnreiz noch weiter auf. Wechsle dann die Seite und drehe dich zur anderen Seite auf.

Alternative Ausführung

Methode: Mobility

Rotiere aus der Endposition im dynamischen Wechsel 10-mal zur linken und rechten Seite. Führe die Bewegung langsam und kontrolliert aus.

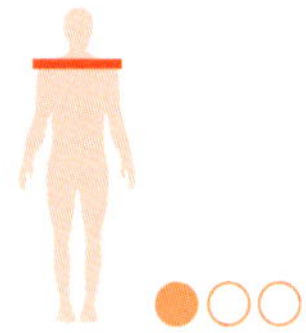

Kniender Halbmond

Methode: progressiv-statisches Dehnen

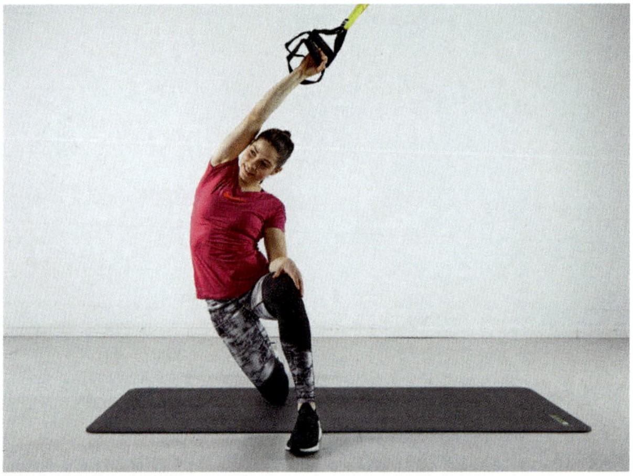

Stelle dich seitlich neben den Schlingentrainer und greife mit der äußeren Hand einen Griff. Führe einen großen Schritt zur Seite aus und knie dich mit deinem äußeren Bein auf die Matte. Das innere Bein ist in einem rechten Winkel aufgestellt. Stütze dich mit deinem inneren Arm auf dem Oberschenkel des aufgestellten Beins ab. Verlagere nun dein Körpergewicht nach außen, indem du dein Becken zur Seite kippst. Nimm eine Dehnung der äußeren seitlichen Flanke wahr. Lasse mit nachlassendem Dehnreiz dein Becken weiter zur Seite absinken. Halte diese Position 30 bis 60 Sekunden. Richte dich wieder auf und wechsle zur anderen Seite.

Alternative Ausführungen

Methode: bewegt-statisches Dehnen

Variiere den Zug auf deine seitliche Flanke, indem du in der eingenommenen Endposition deinen Oberkörper nach innen und außen rotierst.

Methode: Anspannungs-Entspannungs-Dehnen

Übe in der Endposition mit der greifenden Hand 5 bis 10 Sekunden lang etwas Druck nach außen auf den Griff aus. Lasse danach wieder locker und sinke für 15 bis 20 Sekunden ohne jegliche Anspannung mehr und mehr in die Dehnung, indem du dein Becken weiter nach außen zur Seite sinken lässt. Führe die Anspannungs- und Entspannungsphase im Wechsel für 3 bis 5 Serien durch. Lasse dich mit jeder Entspannungsphase noch etwas tiefer in die Position hineinsinken.

Seitlich gebeugter Stand

Methode: Mobility

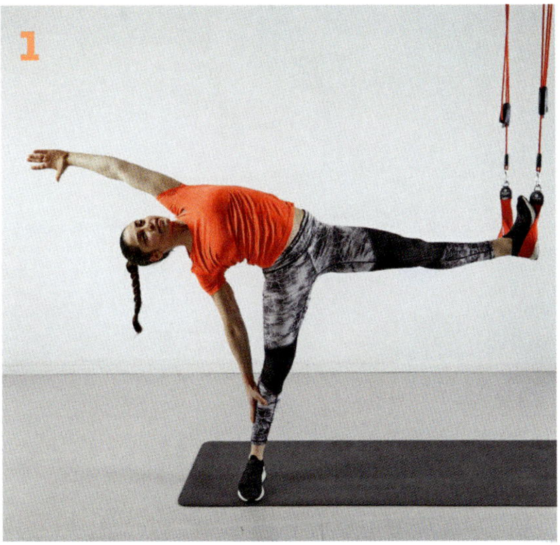

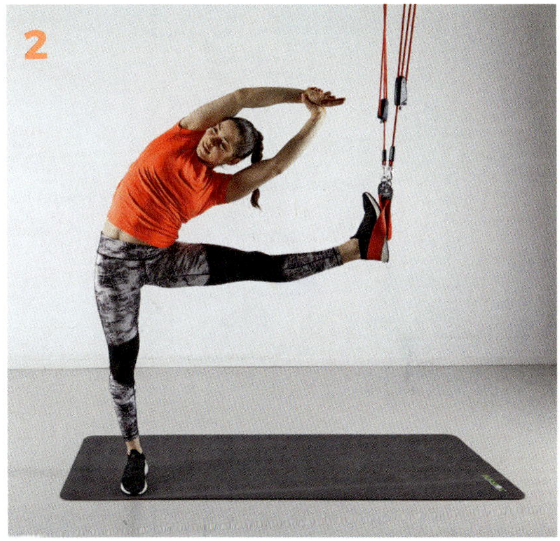

1. Stelle dich seitlich neben den Schlingentrainer und platziere die Ferse des inneren Beins in einer Schlaufe, sodass sich dein Bein in einer Waagerechten befindet. Strecke beide Arme zur Seite aus. Strecke auch beide Beine und neige deinen Oberkörper zur Seite des Standbeins. Stütze dich dabei mit der unteren Hand auf dem Unterschenkel ab. Führe den freien Arm über den Kopf zur Seite.

2. Aus dieser Position heraus richtest du dich wieder auf, neigst deinen Oberkörper zum eingehängten Bein und kommst wieder zurück nach außen. Nimm im Wechsel eine Dehnung der rechten und linken seitlichen Rumpfmuskulatur wahr. Wiederhole diesen Bewegungsablauf 10-mal und wechsle anschließend die Seite.

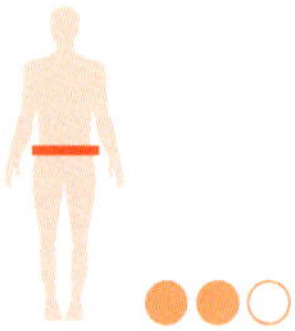

Schraube

Methode: Mobility

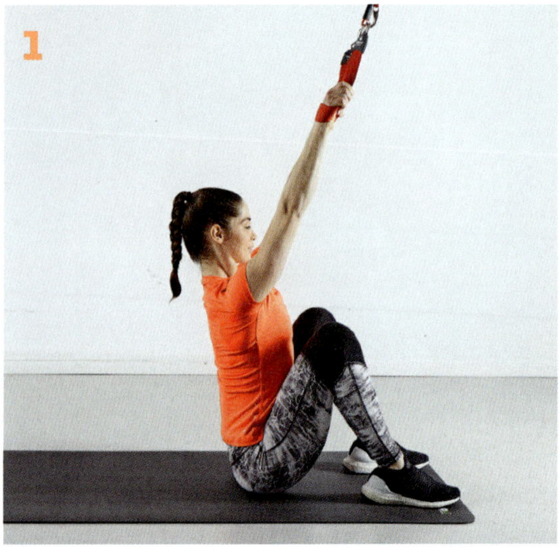

1

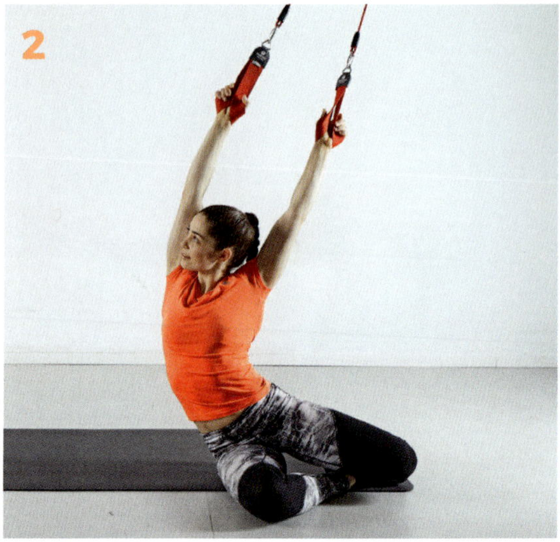

2

1. Setze dich frontal vor den Schlingentrainer, stelle deine Beine etwa hüftbreit auf. Fasse mit den Händen durch die Schlaufen und umgreife diese, damit du einen guten Halt hast. Ziehe deine Schulterblätter nach hinten und unten und fixiere sie in dieser Position. Lehne deinen Oberkörper nun zurück, bis deine Arme gestreckt sind.

2. Rotiere deinen Oberkörper und kippe deine Beine zu einer Seite. Halte deine Arme dabei geöffnet. Drehe dich wieder zurück zur Mitte und rotiere dann zur anderen Seite. Wiederhole diesen Bewegungsablauf 10-mal pro Seite. Nimm im Wechsel einen Dehnreiz in der rechten und der linken seitlichen Flanke und Brustmuskulatur wahr.

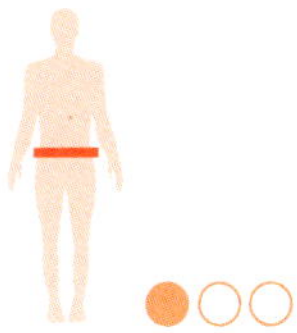

Fledermaus

Methode: progressiv-statisches Dehnen

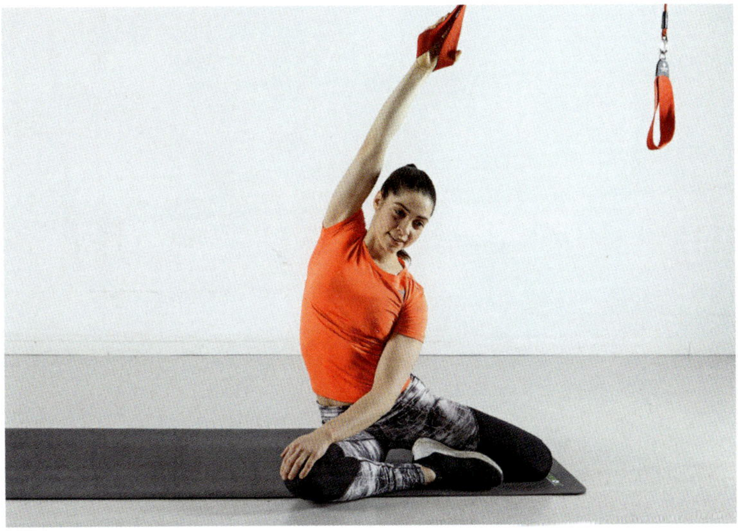

Setze dich seitlich neben den Schlingentrainer und winkle beide Beine versetzt hintereinander an. Strecke deinen äußeren Arm über Kopf, fasse mit der Hand durch die Schlaufe und umgreife diese, damit du einen guten Halt hast. Verlagere deinen Körperschwerpunkt nun nach außen, weg vom Aufhängepunkt des Schlingentrainers. Nimm eine Dehnung der seitlichen Flanke bis hinauf zu deiner Brustmuskulatur wahr. Sinke mit nachlassendem Dehnreiz noch weiter zur Seite. Halte diese Position für 30 bis 60 Sekunden und wechsle dann die Seite.

Alternative Ausführungen

Methode: Bewegt-statisches Dehnen

Variiere in der Endposition den Zug auf deine seitliche Flanke, indem du deinen Oberkörper nach innen und außen rotierst.

Methode: Anspannungs-Entspannungs-Dehnen

Übe in der Endposition mit der greifenden Hand 5 bis 10 Sekunden lang etwas Druck nach außen und oben auf die Schlaufe aus. Lasse danach wieder locker und sinke für 15 bis 20 Sekunden ohne jegliche Anspannung mehr und mehr in die Dehnung, indem du dich weiter zur Seite neigst. Führe die Anspannungs- und Entspannungsphase im Wechsel für 3 bis 5 Serien durch. Lasse dich mit jeder Entspannungsphase noch etwas tiefer in die Position hineinsinken.

Seitenspringer

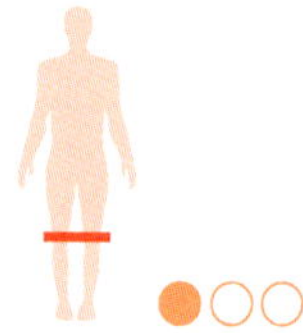

Methode: progressiv-statisches Dehnen

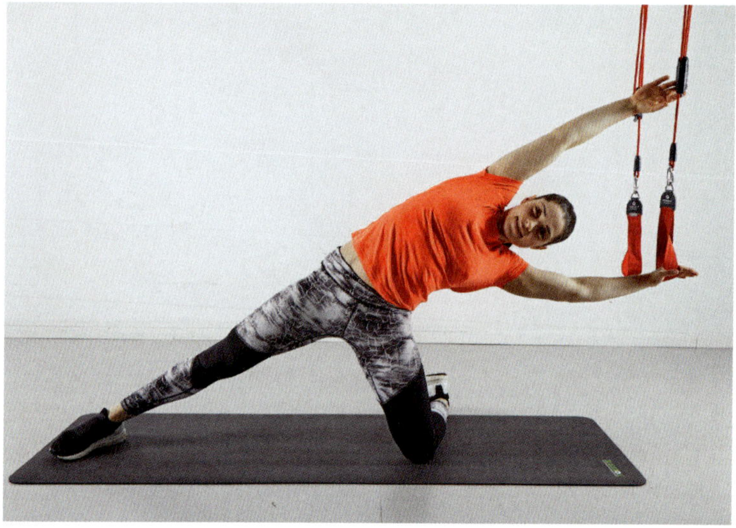

Knie dich seitlich neben den Schlingentrainer und strecke dein äußeres Bein zur Seite weg. Neige deinen Oberkörper zum Aufhängepunkt und greife mit der unteren Hand eine Schlaufe. Strecke den oberen Arm parallel zum unteren Arm über Kopf zur Seite weg. Verspüre einen Zug in deiner äußeren seitlichen Flanke. Der Zug kann sich auch in Richtung Brustmuskulatur und Oberschenkelaußenseite bemerkbar machen. Strecke dich mit nachlassendem Dehnreiz noch weiter in die Länge. Halte diese Position für 30 bis 60 Sekunden und wechsle danach die Seite.

Alternative Ausführung

Methode: dynamisches Dehnen

Führe in der Endposition mit dem oberen Arm kleine federnde Auf- und Abbewegungen aus.

Schaukel

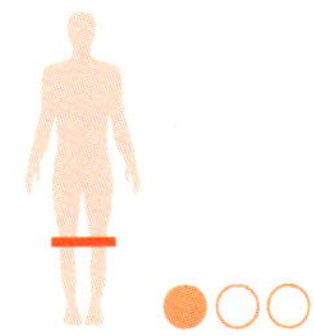

Methode: Mobility

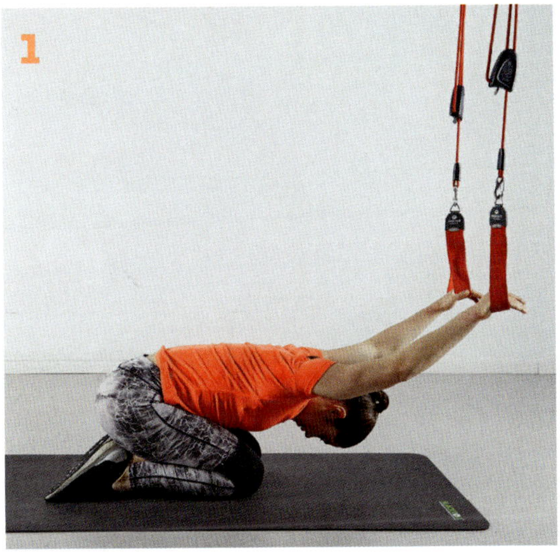

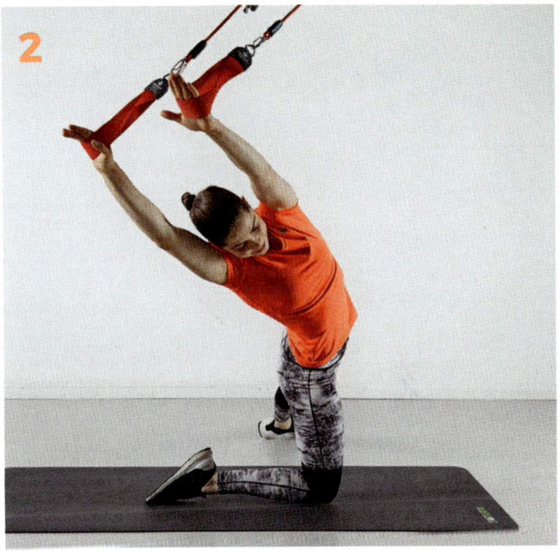

1. Nimm eine kniende Position frontal vor dem Schlingentrainer ein. Deine Fußrücken liegen auf dem Boden auf. Lege deine Hände in die Schlaufen des Schlingentrainers und setze dich mit dem Gesäß nach hinten auf die Fersen ab. Schiebe dein Brustbein nach unten in Richtung der Matte.

2. Rotiere deinen Oberkörper nun zu einer Seite und richte dich dabei auf. Dein gegenüberliegendes Bein streckst du zeitgleich zur anderen Seite aus und setzt dabei deinen Fuß auf. Komme wieder zurück zur Mitte in die tiefe Position und wechsle dann zur anderen Seite. Wiederhole diesen Bewegungsablauf 10-mal pro Seite und nimm im Wechsel eine Dehnung der rechten und linken seitlichen Flanke wahr.

Kindposition zur Seite

Methode: progressiv-statisches Dehnen

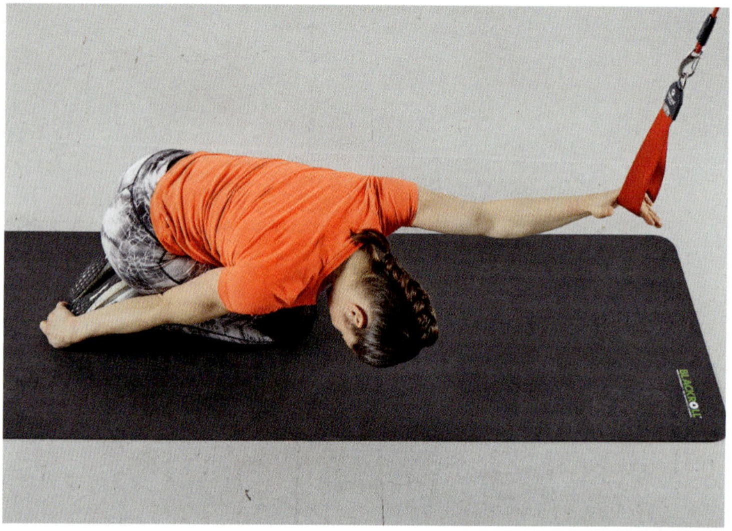

Nimm eine kniende Position frontal vor dem Schlingentrainer ein. Deine Fußrücken liegen auf dem Boden auf. Setze dich mit deinem Gesäß nach hinten auf die Fersen ab. Lege eine Hand in die gegenüberliegende Schlaufe und lasse dich von dem Schlingentrainer aus der Mitte zur Seite ziehen, sodass du einen Zug in deiner seitlichen Flanke spürst. Lege den freien Arm seitlich neben dem Körper nach hinten ab. Lasse dein Brustbein mit nachlassendem Dehnreiz weiter nach unten in Richtung der Matte sinken. Halte diese Position für 30 bis 60 Sekunden und wechsle anschließend die Seite.

Liegender Halbmond

Methode: progressiv-statisches Dehnen

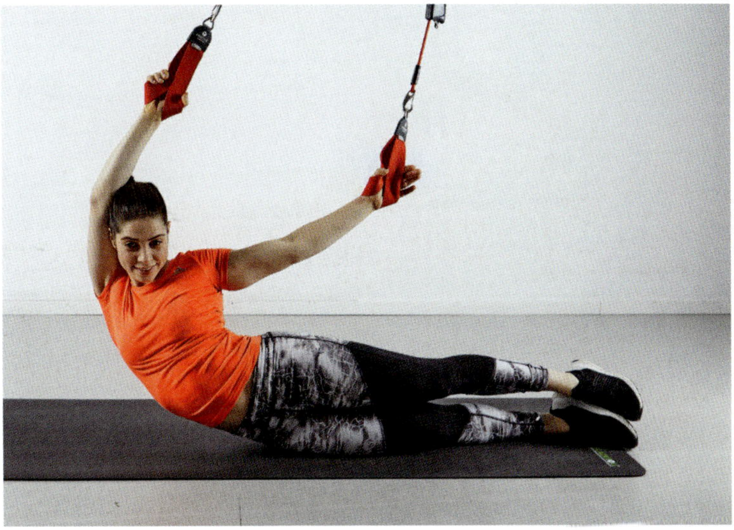

Fasse mit den Händen durch die Schlaufen und umgreife diese, damit du einen guten Halt hast. Lege dich dann seitlich auf den Boden. Deine übereinandergelegten Füße befinden sich unter dem Aufhängepunkt des Schlingentrainers. Der Arm der gedehnten Seite geht über Kopf. Mit deinem Oberkörper senkst du dich in Richtung Boden ab. Nimm dabei einen Dehnreiz in deiner seitlichen Flanke wahr. Halte diese Position für 30 Sekunden und lasse dich mit nachlassendem Dehnreiz immer tiefer in Richtung Boden sinken. Setze dich auf und wechsle dann die Seite.

Alternative Ausführung

Methode: Anspannungs-Entspannungs-Dehnen

Übe in der Endposition mit der Hand des äußeren Arms 5 bis 10 Sekunden lang etwas Druck nach außen auf die Schlaufe aus. Lasse danach wieder locker und sinke für 15 bis 20 Sekunden ohne jegliche Anspannung mehr und mehr in die Dehnung, indem du dich weiter zur Seite neigst. Führe die Anspannungs- und Entspannungsphasen im Wechsel für 3 Serien durch. Lasse dich mit jeder Entspannungsphase noch etwas tiefer in die Position hineinsinken. Wechsle im Anschluss die Seite.

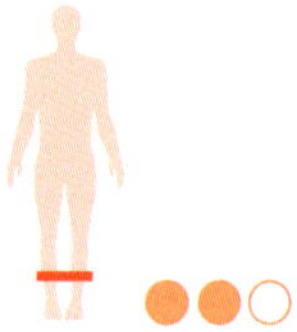

Flagge

Methode: progressiv-statisches Dehnen

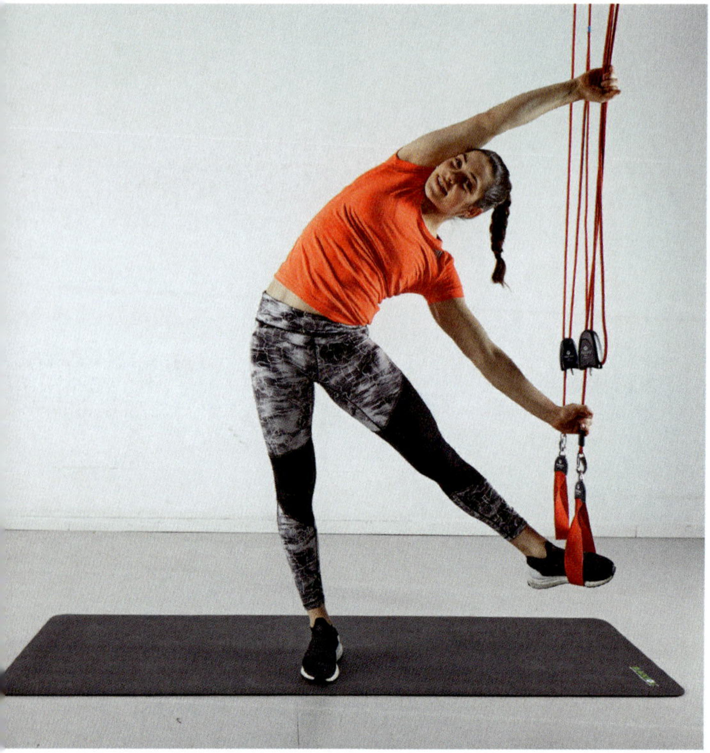

Stelle dich seitlich neben den Schlingentrainer und platziere den Mittelfuß deines inneren Beins in der Schlaufe. Neige deinen Oberkörper zum Aufhängepunkt und greife mit beiden Händen die Seile des Schlingentrainers. Die Beine bleiben gestreckt. Spüre eine Dehnung in deiner äußeren seitlichen Flanke. Greife mit nachlassendem Dehnreiz die Seile tiefer und schiebe dein Becken weiter nach außen, um die Dehnung zu intensivieren. Halte diese Position für 30 bis 60 Sekunden, richte dich wieder auf und wechsle die Seite.

Alternative Ausführungen

Methode: Anspannungs-Entspannungs-Dehnen

Ziehe in der Endposition das Seil mit beiden Händen 5 bis 10 Sekunden lang auseinander. Lasse danach wieder locker und sinke für 15 bis 20 Sekunden ohne jegliche Anspannung mehr und mehr in die Dehnung, indem du dich weiter zur Seite neigst und das Becken nach außen schiebst. Führe die Anspannungs- und Entspannungsphasen im Wechsel für 3 Serien durch. Lasse dich mit jeder Entspannungsphase noch etwas tiefer in die Position hineinsinken. Wechsle im Anschluss die Seite.

Methode: Mobility

Komme in der Flagge im Wechsel aus einer aufrechten Standposition mit nach oben gestreckten Armen in die Seitneige mit dem Griff an die Seile. Führe diese Bewegung 10-mal aus und wechsle dann die Seite.

Gestreckter T-Stand

Methode: Mobility

Lege dich seitlich auf den Boden, deine Füße befinden sich auf Höhe des Aufhängungspunkts des Schlingentrainers. Lege nun den Fuß deines unteren Beins in die hintere Schlaufe und den Fuß des oberen Beins in die vordere Schlaufe. Stütze dich mit der unteren Hand ab. Diese befindet sich dabei direkt unter der Schulter. Baue Körperspannung auf und drücke dich über deine Stützhand und beide Beine nach oben in eine seitliche Stützposition. Strecke den oberen Arm über den Kopf. Spüre eine Dehnung in deiner oberen seitlichen Flanke. Senke deinen Körper anschließend wieder ab und nimm erneut die Stützposition ein. Wiederhole diesen Bewegungsablauf circa 5-mal und wechsle dann die Seite.

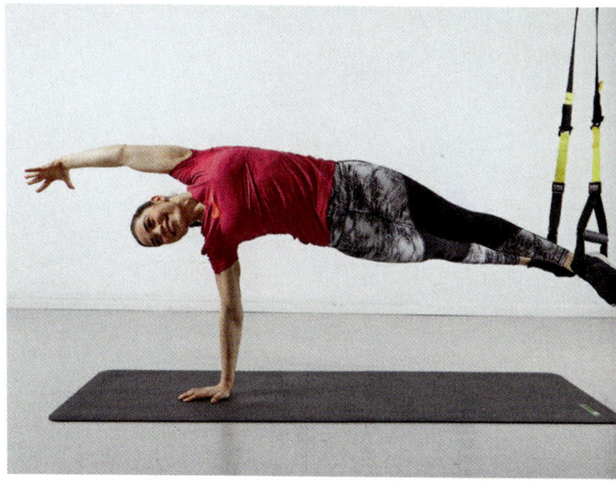

Seitliche Taube

Methode: progressiv-statisches Dehnen

Setze dich frontal vor den Schlingentrainer auf den Boden und winkle ein Bein diagonal vor dem Körper an. Strecke das andere Bein gerade nach hinten und den gleichseitigen Arm über Kopf nach vorn aus und leg die Handfläche in die gegenüberliegende Schlaufe. Beuge deinen Oberkörper nach vorn und lasse dich vom Schlingentrainer aus der Mitte zur Seite ziehen, sodass du einen Zug in deiner seitlichen Flanke spürst. Deine Stirn ist, soweit möglich, auf dem Boden, der freie Arm mit der Handfläche nach unten seitlich neben dem Körper nach hinten abgelegt. Nimm einen Dehnreiz der Gesäßmuskulatur auf der Seite des angewinkelten Beins wahr. Schieb dein Brustbein mit nachlassendem Dehnreiz weiter nach vorn und unten in Richtung der Matte. Halte diese Position für 30 bis 60 Sekunden. Richte dich anschließend wieder auf und wechsle die Seite.

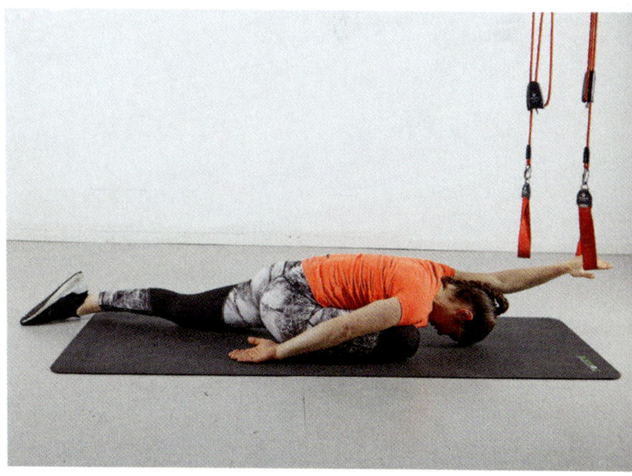

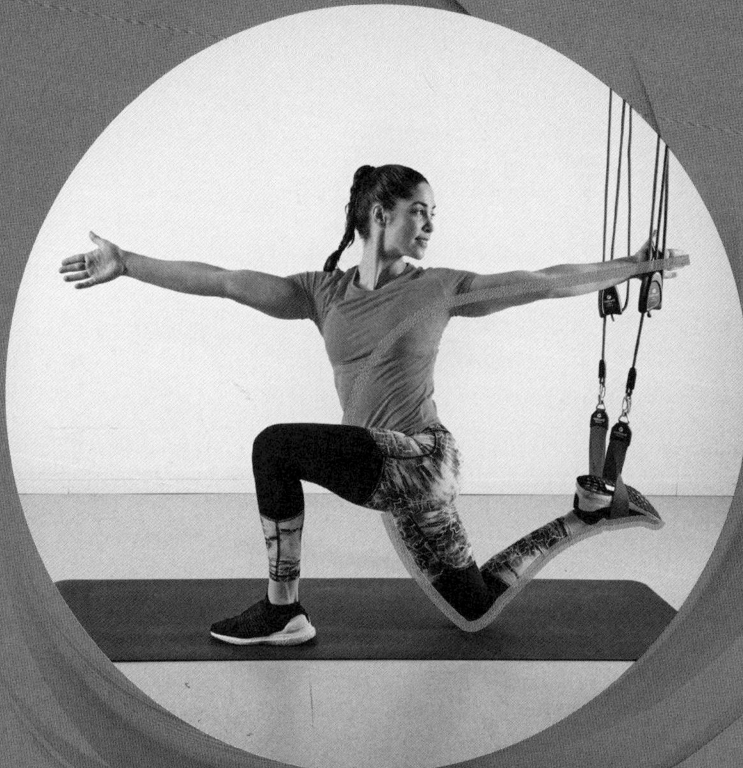

Übungen für die Spirallinie

Ausgangsbewegung für die Mobilisation der Spirallinie ist fast immer eine Rotation. Du spürst die Übungen, die die Spirallinie ansprechen, hauptsächlich im Bereich der Oberschenkelaußenseite und im seitlichen Rumpf bis hin zur seitlichen Nackenmuskulatur. Die doppelspiralige Anordnung der Spirallinie führt dazu, dass eine Rotationsbewegung diese gleichzeitig dehnt und aktiviert. Rotiert man bei fixiertem Becken den Oberkörper zur linken Seite auf (siehe Illustration unten), wird die obere linke Spirallinie gedehnt und zur gleichen Zeit die obere rechte Spirallinie aktiviert. Mit den Übungen, die hier primär der Spirallinie zugeordnet sind, sprechen wir jedoch auch andere fasziale Züge an, zum Beispiel, wie in der Illustration erkennbar, die Armlinien und die Laterallinie.

Seitliche Rumpfrotation

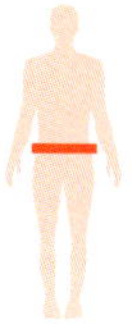

Methode: Mobility

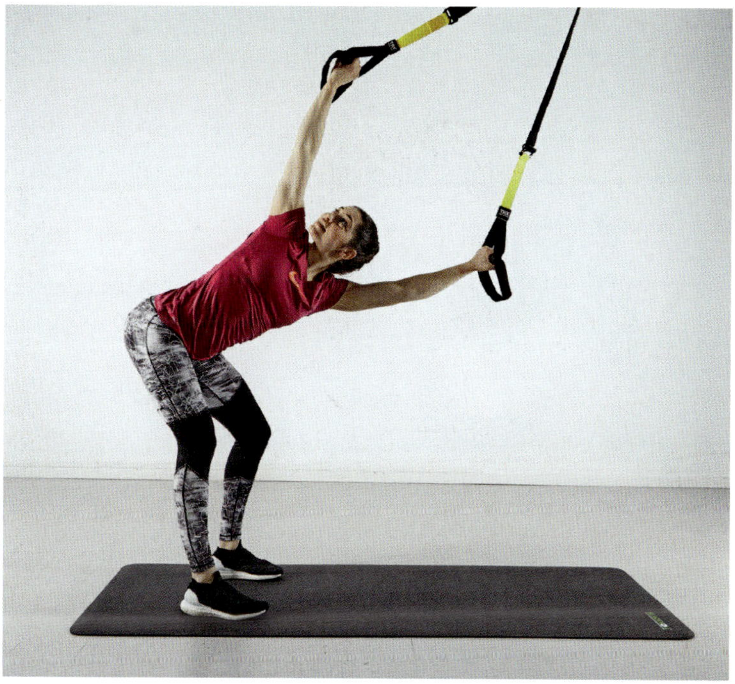

Stelle dich mit schulterbreit geöffneten Füßen frontal vor den Schlingentrainer und greife beide Griffe. Neige deinen Oberkörper mit gestrecktem Rücken nach vorn und schiebe gleichzeitig dein Gesäß nach hinten. Beide Beine sind dabei leicht gebeugt. Aus dieser Position rotierst du deinen Oberkörper zu einer Seite auf. Dein gleichseitiger Arm öffnet gestreckt ebenfalls zur Seite auf und dein Blick folgt. Rotiere deinen Oberkörper wieder zurück zur Mitte und wiederhole diesen Bewegungsablauf zur anderen Seite. Fahre wechselseitig fort, insgesamt 10-mal pro Seite.

Geöffneter seitlicher Winkel

Methode: progressiv-statisches Dehnen

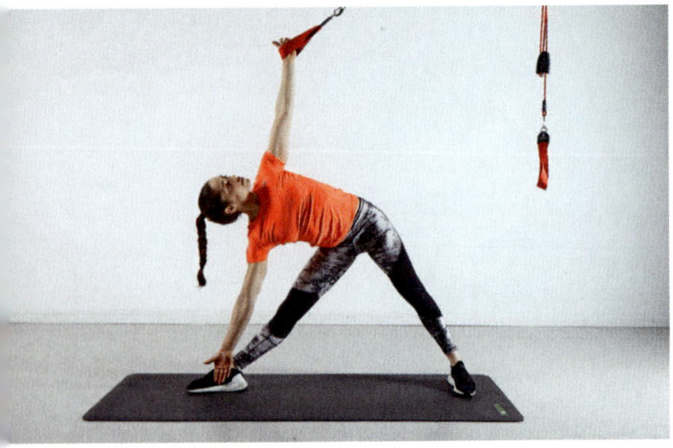

Stelle dich in einer weiten Grätsche seitlich neben den Schlingentrainer. Die Fußspitzen des äußeren Fußes zeigen vom Aufhängepunkt der Schlingen weg. Greife mit der inneren Hand eine Schlaufe des Schlingentrainers. Beuge deinen Oberkörper nun gestreckt nach außen zur Seite und lege den Handrücken der äußeren Hand an die Fußinnenseite des äußeren Fußes. Führe zeitgleich den inneren Arm gestreckt nach oben und hinten und öffne mit einer Rotation deinen Oberkörper in Richtung Decke. Der Blick geht nach oben zu deiner Hand. Halte beide Beine in der Position gestreckt. Nimm insbesondere eine Dehnung der nach oben gewandten seitlichen Rumpfmuskulatur wahr. Auch ein beidseitiger Zug an den Oberschenkelinnenseiten kann spürbar sein. Öffne deinen Oberkörper bei nachlassendem Dehnreiz mit dem oberen Arm noch weiter nach hinten auf. Halte die Position für 30 bis 60 Sekunden. Richte dich dann wieder auf und wechsle die Seite.

Tiefe Hocke mit Rotation

Methode: Mobility

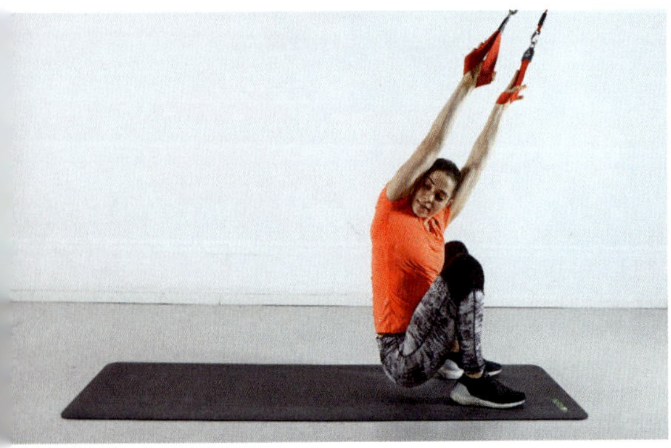

Stelle dich mit schulterbreit geöffneten Füßen frontal vor den Schlingentrainer. Fasse mit den Händen durch die Schlaufen und umgreife diese, damit du einen guten Halt hast. Senke dein Gesäß in Richtung Boden ab und nimm eine tiefe Hocke ein. Rotiere aus dieser Position deinen Oberkörper zu einer Seite auf und folge der Rotation mit deinem Blick. Spüre eine Dehnung in deiner seitlichen Flanke. Komme zurück zur Mitte und wechsle dann die Seite. Wiederhole diesen Bewegungsablauf 10-mal pro Seite.

Fersensitz mit Rotation

Methode: Mobility

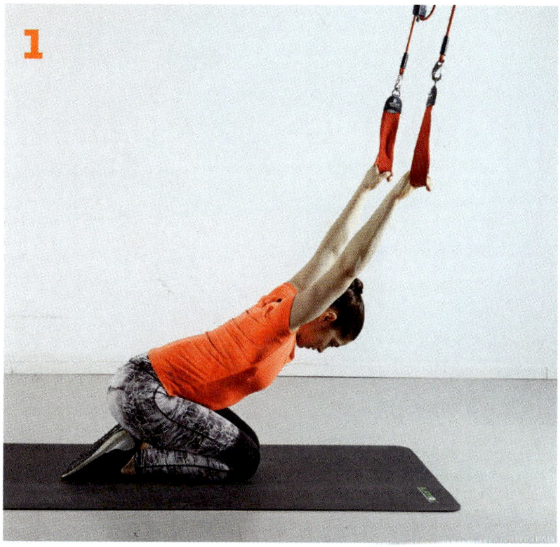

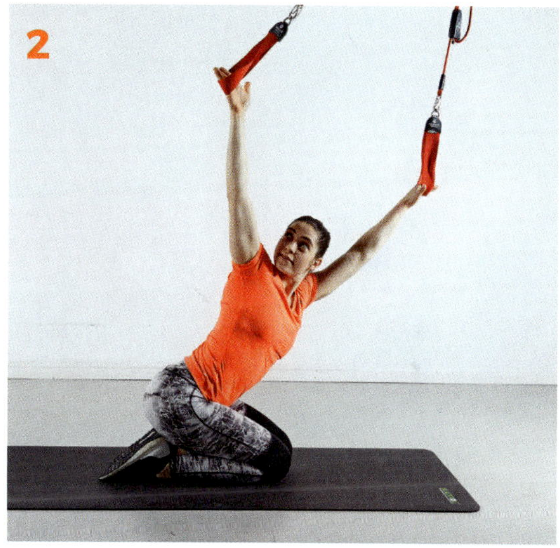

1. Knie dich mit abgelegten Fußrücken frontal vor den Schlingentrainer und lege deine Handflächen in die Schlaufen ein. Setze dich nach hinten auf deine Fersen ab und halte deine Arme gestreckt. Der Blick geht in Richtung Boden und der Kopf steht in Verlängerung zur Wirbelsäule.

2. Rotiere deinen Oberkörper zur Seite auf, indem du einen Arm gestreckt zur Seite aufdrehst. Dein Blick folgt dabei der Hand. Spüre eine Dehnung in deiner Brustmuskulatur der nach oben geöffneten Seite. Komme wieder in die Ausgangsposition zurück und öffne zur anderen Seite. Wiederhole diesen Bewegungsablauf 10-mal pro Seite.

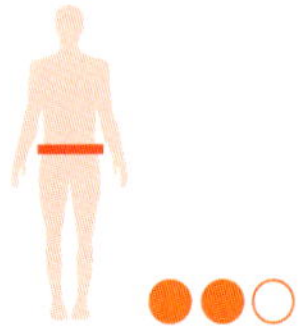

Öffnender Drehsitz

Methode: progressiv-statisches Dehnen

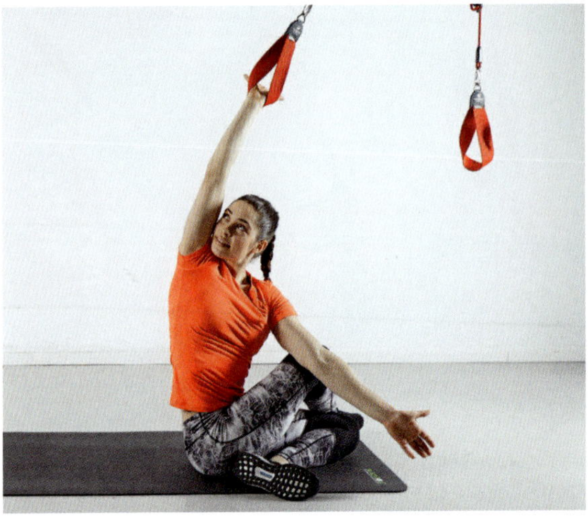

Setze dich frontal vor den Schlingentrainer, lege das linke Bein angewinkelt wie zum Schneidersitz ab und stelle den Fuß des rechten Beins überkreuz hinter dem Knie des linken Beins ab. Lege den linken Arm schräg vor dem Oberkörper auf der Oberschenkelaußenseite des überschlagenen rechten Beins auf, die Handfläche zeigt nach außen beziehungsweise oben. Greife mit der rechten Hand eine Schlaufe des Schlingentrainers und rotiere deinen Oberkörper seitlich nach rechts auf. Halte deinen Oberkörper dabei aufrecht und den Arm gestreckt. Nimm auf der rechten Seite eine Dehnung der seitlichen Rumpfmuskulatur wahr. Rotiere mit nachlassendem Dehnreiz weiter auf. Verweile für 30 bis 60 Sekunden in der Position. Löse die Position dann auf und wechsle die Seite.

Alternative Ausführung

Methode: Mobility

Führe in der Endposition eine öffnende und schließende Bewegung mit dem in die Schlaufe eingehängten Arm aus: Öffne deinen Oberkörper, indem du diesen nach außen rotierst und so den eingehängten Arm nach hinten und oben führst. Dein Blick ist schräg nach oben gerichtet. In der geschlossenen Position ist der Oberkörper wieder zurück nach innen und links rotiert. Der Blick ist hierbei zur greifenden Hand gerichtet. Führe das Öffnen und Schließen langsam und kontrolliert 10-mal je Seite aus.

Tipp: Mit etwas Gegendruck des auf dem Oberschenkel aufgelegten Arms auf das Bein kannst du das Bewegungsausmaß etwas vergrößern und dich noch weiter in die Rotation hineinschieben.

Sitzende Rotation

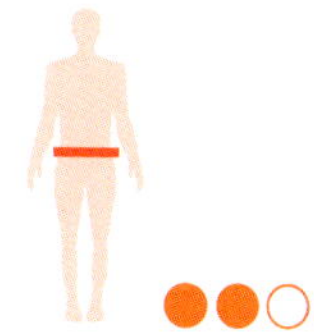

Methode: Mobility

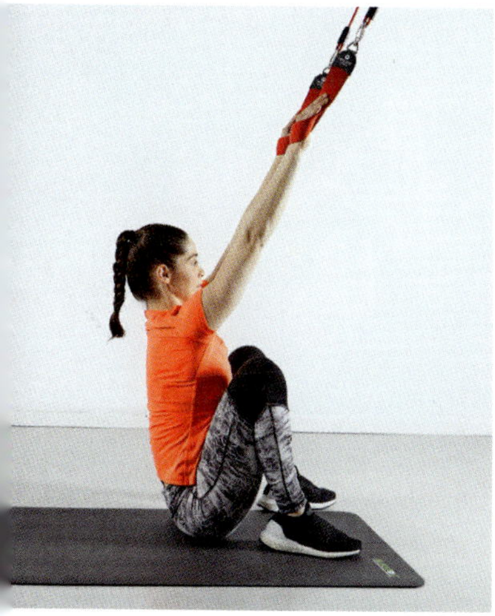

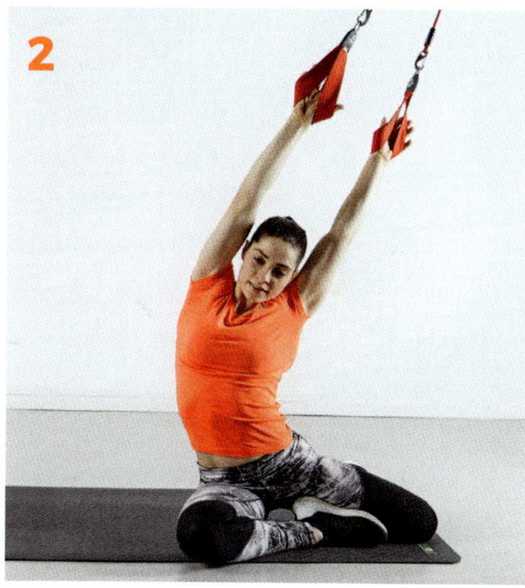

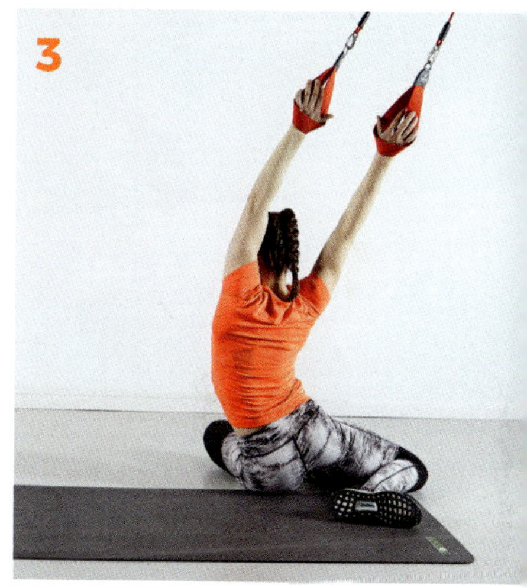

1. Stelle dich mit schulterbreit geöffneten Füßen frontal vor den Schlingentrainer. Fasse mit den Händen durch die Schlaufen und umgreife diese, damit du einen guten Halt hast. Senke dein Gesäß in Richtung Boden ab und nimm eine tiefe Hocke ein. Dein Blick ist nach vorn gerichtet.

2. Drehe deinen Körper nun zu einer Seite auf und setze dich seitlich zum Schlingentrainer, indem du deine Beine versetzt hintereinander ablegst. Die Arme bleiben nach oben über den Kopf ausgestreckt. Spüre eine Dehnung in deiner äußeren, seitlichen Flanke.

3. Komme in einem fließenden Wechsel zurück zur Mitte und zur anderen Seite. Wiederhole diesen Bewegungsablauf 10-mal pro Seite.

Alternative Ausführung

Methode: progressiv-statisches Dehnen

Nimm die seitlich sitzende Position mit abgelegten Beinen wie in Schritt 2 ein. Nimm eine Dehnung deiner äußeren seitlichen Rumpfmuskulatur sowie der Oberschenkelvorderseite des zu den Schlingen gewandten Beins wahr. Lasse deinen Oberkörper mit nachlassendem Dehnreiz weiter zur Seite nach außen sinken, indem du die Arme noch weiter zum Aufhängepunkt neigst. Halte die Position für 30 bis 60 Sekunden und wechsle dann die Seite.

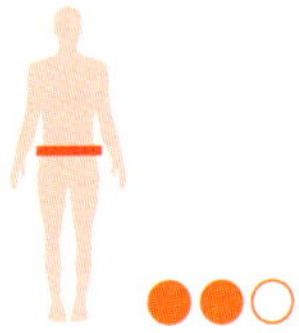

Geöffnete Grätsche

Methode: progressiv-statisches Dehnen

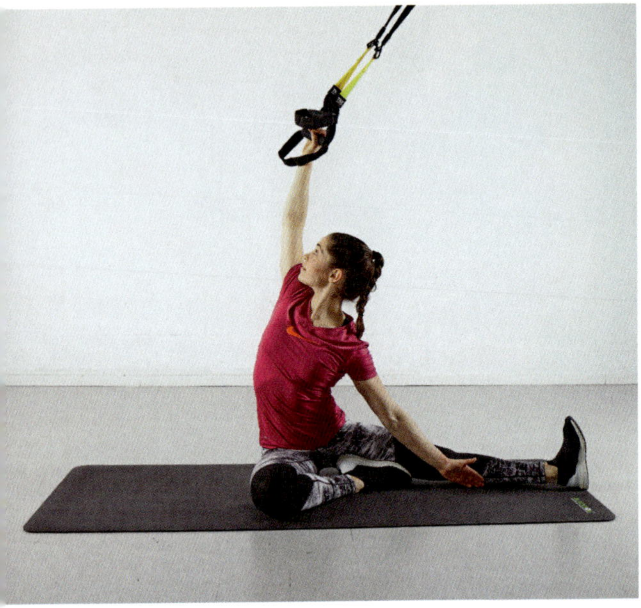

Setze dich in einer Grätsche seitlich neben den Schlingentrainer. Winkle dein äußeres Bein an und lege die Fußsohle an die Oberschenkelinnenseite des gestreckten Beins. Lege den Handrücken deines inneren Arms auf der Innenseite deines gestreckten Beins an, etwa auf Höhe der Wade. Mit der anderen Hand greifst du einen Griff des Schlingentrainers und rotierst deinen Oberkörper nach außen hin, weg vom Schlingentrainer. Dein Arm ist hierbei gestreckt, dein Oberkörper aufgerichtet und dein Blick folgt der Rotation. Nimm eine Dehnung der äußeren seitlichen Flanke, diagonal entlang des Rumpfes innen bis hin zur Brustmuskulatur außen wahr. Rotiere mit nachlassendem Dehnreiz weiter auf. Halte diese Position 30 bis 60 Sekunden und wechsle dann die Seite.

Alternative Ausführung

Methode: Mobility

Führe in der Endposition eine öffnende und schließende Bewegung mit dem den Schlingentrainer greifenden Arm aus: Öffne deinen Oberkörper, indem du diesen nach außen rotierst und so den eingehängten Arm nach hinten und oben bringst. Dein Blick ist nach oben zu den Schlingen gerichtet. In der geschlossenen Position ist der Oberkörper zurück nach innen rotiert. Der Blick ist hierbei zur greifenden Hand gerichtet. Führe das Öffnen und Schließen langsam und kontrolliert für 10-mal je Seite aus.

Tipp: Mit etwas Gegendruck des auf der Oberschenkelinnenseite angelegten Unterarms auf das Bein kannst du das Bewegungsausmaß etwas vergrößern und dich noch weiter in die Rotation hineinschieben.

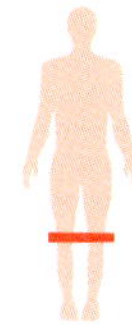

Sprinter mit Rotation

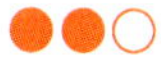

Methode: progressiv-statisches Dehnen

Nimm einen Kniestand mit dem Rücken zum Schlingentrainer ein. Führe mit einem Bein einen weiten Ausfallschritt nach vorn aus und stelle dieses rechtwinklig auf dem Boden ab. Hänge den Fuß des anderen Beins in eine Schlaufe des Schlingentrainers und drücke dich mit Kraft aus dem vorderen Bein nach oben. Dein eingehängtes Bein ist leicht gebeugt und hat nun keinen Kontakt mehr zum Boden. Stütze dich auf der Seite des angehobenen Beins mit der Hand auf dem Boden ab. Mit dem anderen Arm rotierst du deinen Oberkörper zur Seite des aufgestellten Beins auf. Dein Blick folgt dem nach oben gestreckten Arm. Nimm eine Dehnung diagonal entlang des Rumpfes bis hin zur Brustmuskulatur wahr. Rotiere mit nachlassendem Dehnreiz weiter auf. Halte diese Position 30 bis 60 Sekunden. Komme zurück in die Ausgangsposition und wechsle die Seite.

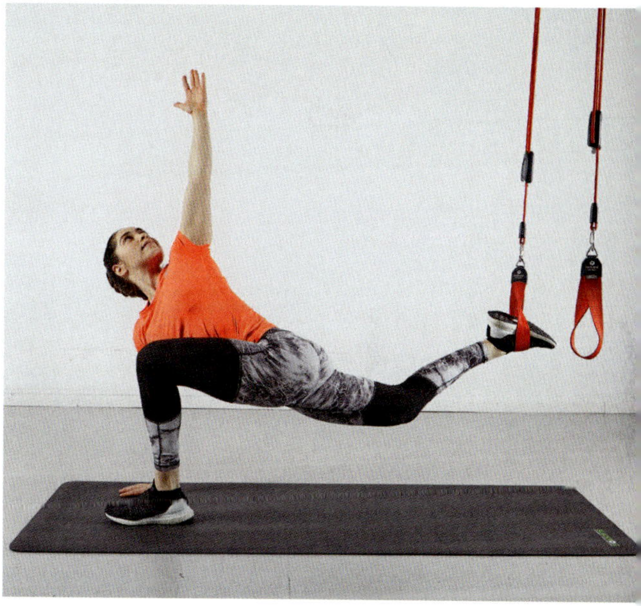

Alternative Ausführungen

Methode: Mobility

Nimm die Endposition ein. Schließe und öffne dann den freien Arm im Wechsel: Führe deinen Arm aus der aufrotierten Position nach unten, drehe den Oberkörper ein und winkle den Arm an, der Unterarm befindet sich nun zwischen dem aufgesetzten Fuß und der aufgesetzten Hand. Rotiere den Oberkörper anschließend wieder nach außen und oben auf und strecke dabei deinen Arm nach oben. Der Blick wandert mit der bewegten Hand mit. Führe diese Bewegung 10-mal aus und wechsle dann die Seite.

Methode: dynamisches Dehnen

Nimm die Endposition ein und führe in Ergänzung zur Mobility-Ausführung mit dem nach oben gestrecktem Arm kleine wippende Bewegungen nach hinten in die Rotationsrichtung aus. Nach 3 bis 5 wippenden Bewegungen in dieser Position rotierst du deinen Oberkörper mit dem freien Arm wieder nach unten. Wiederhole die Abfolge 10-mal und wechsle dann die Seite.

Krieger mit Rotation

Methode: progressiv-statisches Dehnen

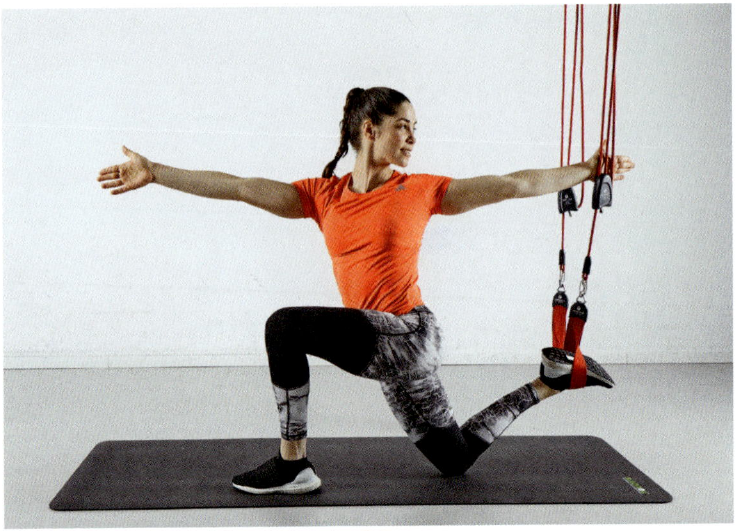

Knie dich mit dem Rücken zum Schlingentrainer und stelle ein Bein in einem rechten Winkel vor dir auf. Hänge den Fußrücken des anderen Beins in eine Schlaufe ein. Strecke beide Arme seitlich auf Schulterhöhe aus, dabei zeigen die Handflächen nach vorn. Rotiere deinen Oberkörper nun zur Seite des aufgestellten Beins. Der Blick folgt der hinteren Hand. Nimm eine Dehnung der Oberschenkelvorderseite des hinteren Beins, weiter diagonal entlang des Rumpfes bis hin zur Brustmuskulatur wahr. Rotiere mit nachlassendem Dehnreiz noch weiter auf. Halte diese Position 30 bis 60 Sekunden. Komme anschließend zurück in die Ausgangsposition und wechsle die Seite.

Taube mit Rotation

Methode: Mobility

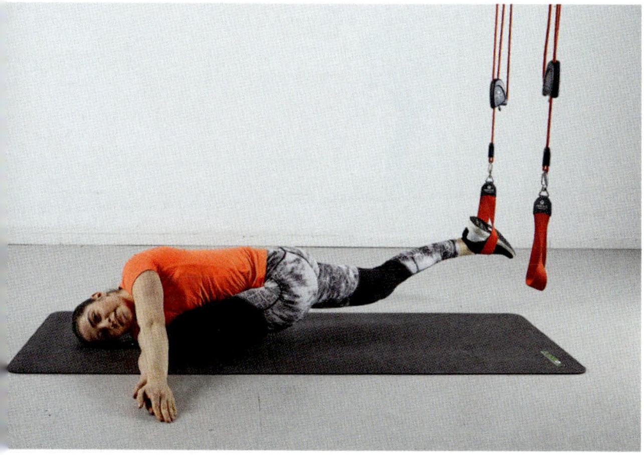

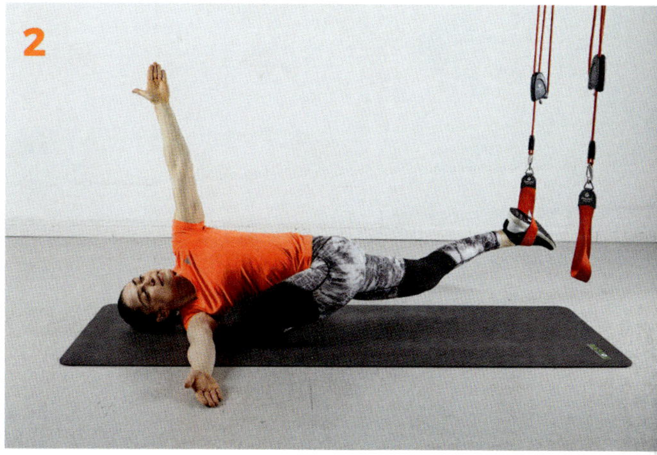

2

1. Setze dich abgewandt vom Schlingentrainer auf den Boden und winkle ein Bein diagonal vor dem Körper an. Strecke das andere Bein gerade nach hinten und platziere den Fußrücken in einer Schlaufe. Strecke deine Arme nach vorn auf Schulterhöhe und schließe die Hände. Rotiere deine Arme dann zur Seite des angewinkelten Beins und lege deinen Oberkörper nach vorn ab. Dein Oberkörper liegt nun auf dem äußeren Oberarm auf und deine Arme liegen seitlich übereinander auf dem Boden. Drehe auch deinen Kopf zur Seite und lege ihn am Boden ab.

2. Öffne deinen oberen Arm zur Seite nach oben und führe somit eine Rotationsbewegung mit dem Oberkörper aus. Der Blick folgt der Hand. Spüre eine Dehnung in der Brustmuskulatur, diagonal entlang des Rumpfes sowie in der Gesäßmuskulatur. Senke den Arm wieder ab. Wiederhole das Öffnen und Schließen 10-mal. Löse danach die Position auf und wechsle die Seite.

Alternative Ausführung

Methode: dynamisches Dehnen

Komme in die Endposition mit angehobenem Arm. Führe zusätzlich zur Rotationsbewegung des Oberkörpers in der geöffneten Position mit dem nach oben gestreckten Arm kleine wippende Bewegungen nach hinten in die Rotationsrichtung aus. 3 bis 5 Wippbewegungen je Durchgang sind hierbei ausreichend. Wechsle dann die Seite.

Aufgedrehter seitlicher Split

Methode: progressiv-statisches Dehnen

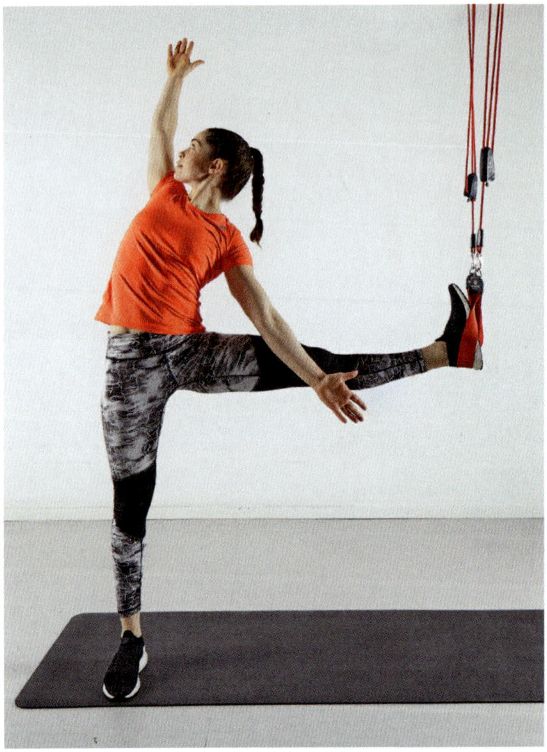

Stelle dich seitlich neben den Schlingentrainer und setze die Ferse des inneren Beins in die Schlaufe, sodass dein Bein sich in einer Waagerechten befindet. Beide Beine sind dabei gestreckt. Lege deinen inneren Arm an der Beininnenseite des eingehängten Beins an, deine Handfläche zeigt nach vorn. Mit diesem Arm kannst du einen leichten Druck gegen das Bein aufbauen, während du mit dem freien Arm führend den Oberkörper nach hinten und oben aufrotierst. Dein Blick folgt dem nach hinten gestreckten Arm. Nimm eine Dehnung der Rumpfmuskulatur sowie der seitlichen Flanke wahr. Verstärke die öffnende Rotation nach hinten mit nachlassendem Dehnreiz. Halte diese Position für 30 bis 60 Sekunden. Löse dann die Position auf und wechsle die Seite.

Tipp: Mit etwas Gegendruck des Arms, der den Oberschenkel berührt, kannst du das Bewegungsausmaß etwas vergrößern und dich noch weiter in die Rotation schieben.

Alternative Ausführungen

Methode: dynamisches Dehnen

Führe in der Endposition mit dem über den Kopf ausgestreckten Arm kleine federnde Bewegungen nach hinten aus.

Methode: Mobility

Führe in der Endposition eine schließende und öffnende Bewegung mit dem freien Arm aus: Rotiere aus der aufgedrehten Position heraus den Oberkörper nach innen und lege die Handflächen aufeinander. Der Blick ist zu den Händen gerichtet. Bringe mit einer Rotation des Oberkörpers den freien Arm wieder nach hinten und oben. Dein Blick ist nun nach oben gerichtet. Führe das Schließen und Öffnen 10-mal langsam und kontrolliert aus.

Methode: bewegt-statisches Dehnen

Erkunde in der Endposition mit dem über den Kopf ausgestreckten Arm den Raum hinter dir, indem du ständig die Streckrichtung des Arms variierst. Versuche, mit dem nach hinten gestreckten Arm in den Raum zu greifen und dich durch den Arm in die Länge zu ziehen.

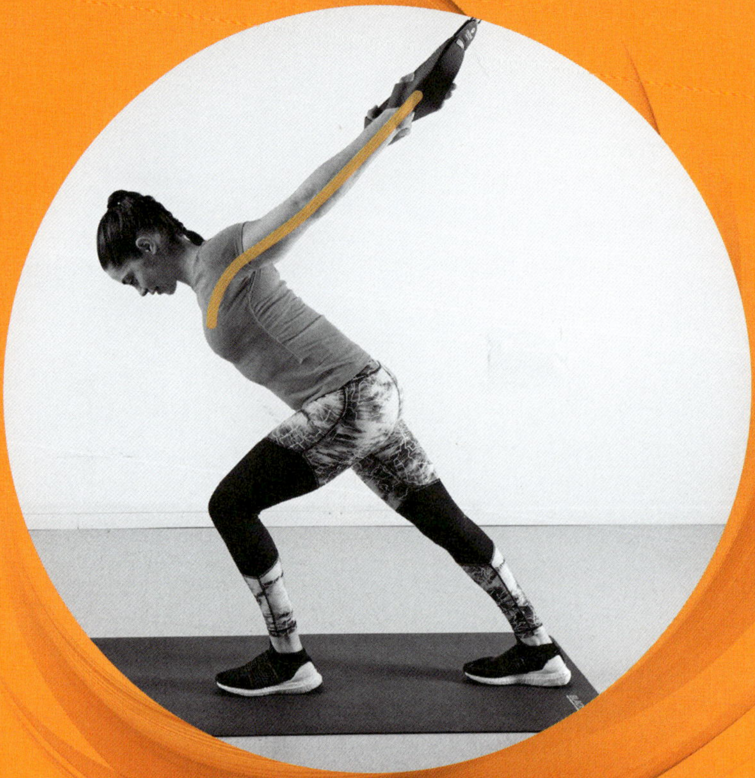

Übungen für die Armlinien

Die frontalen und rückwärtigen Armlinien erreichst du bereits mit vielen Übungen aus den anderen Bereichen. Hier findest du Übungen, die noch einmal gezielt die vier Armlinien ansprechen. Einen Zug auf die beiden frontalen Armlinien nimmst du hauptsächlich im Bereich der Brustmuskulatur, der Ober- und Unterarmvorderseite sowie der Handinnenfläche wahr. Übungen für die beiden rückwärtigen Armlinien spürst du hingegen im Bereich der hinteren Schulterpartie, der Ober- und Unterarmrückseite sowie des Handrückens.

Vorgeneigter Ausfallschritt

Methode: progressiv-statisches Dehnen

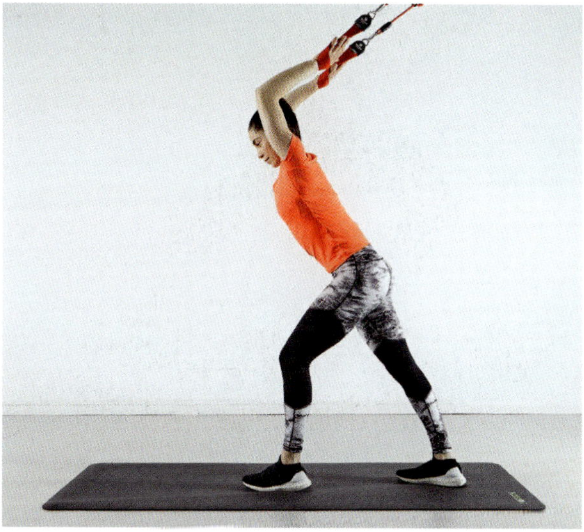

Fasse mit den Händen durch die Schlaufen und umgreife diese, damit du einen guten Halt hast. Führe dann einen Ausfallschritt nach vorn aus. Das vordere Bein ist nun leicht gebeugt und das hintere gestreckt. Führe deine Arme nach oben über den Kopf und winkle diese rechtwinklig nach hinten an. Neige deinen gestreckten Oberkörper nach vorn. Halte dabei deine Schultern tief. Nimm einen Dehnreiz an der Oberarmrückseite wahr. Halte diese Position für 30 bis 60 Sekunden und wechsle anschließend die Standposition, sodass das hintere Bein nun vorn, das vordere Bein hinten steht.

Alternative Ausführung

Methode: Anspannungs-Entspannungs-Dehnen

Übe in der Endposition mit den Händen 5 bis 10 Sekunden lang etwas Druck nach vorn auf die Schlaufen aus, indem du die Ellbogen gedacht nach unten in Richtung Schultern ziehst. Lasse danach wieder locker und sinke für 15 bis 20 Sekunden ohne jegliche Anspannung mehr und mehr in die Dehnung, indem du dein Brustbein weiter nach vorn sinken lässt. Führe die Anspannungs- und Entspannungsphase im Wechsel für 3 bis 5 Serien durch. Lasse dich mit jeder Entspannungsphase noch etwas tiefer in die Position hineinsinken.

Seitneige

Methode: progressiv-statisches Dehnen

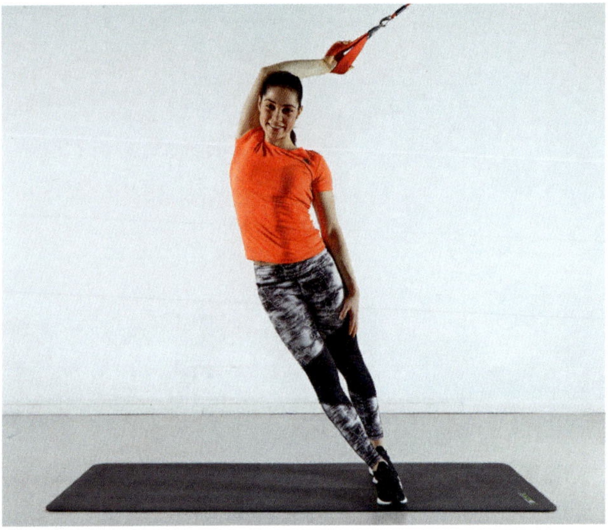

Stelle dich mit hintereinander versetzten Füßen seitlich neben den Schlingentrainer. Der Fuß des äußeren Beins steht dabei vorn. Greife mit der Hand des äußeren Arms eine Schlaufe des Schlingentrainers und führe den Arm hinter den Kopf. Lehne dich anschließend mit geradem Oberkörper nach außen zur Seite. Beuge dabei deinen Arm. Du kannst nun eine Dehnung der Oberarmrückseite wahrnehmen. Halte diese Position für 30 bis 60 Sekunden und sinke mit nachlassendem Dehnreiz immer tiefer in die Dehnung. Wechsle dann die Seite.

Alternative Ausführung

Methode: Anspannungs-Entspannungs-Dehnen

Übe in der Endposition mit der die Schlinge greifenden Hand 5 bis 10 Sekunden lang etwas Druck nach außen auf die Schlaufe aus. Lasse danach wieder locker und sinke für 15 bis 20 Sekunden ohne jegliche Anspannung mehr und mehr in die Dehnung, indem du dein Becken weiter nach außen zur Seite sinken lässt und somit die Seitneige verstärkst. Führe die Anspannungs- und Entspannungsphase im Wechsel für 3 bis 5 Serien durch. Lasse dich mit jeder Entspannungsphase noch etwas tiefer in die Position hineinsinken.

Schürzengriff

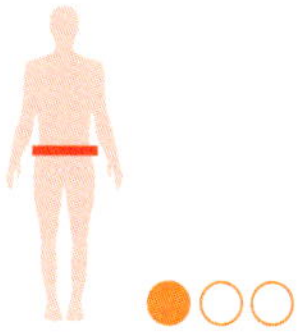

Methode: progressiv-statisches Dehnen

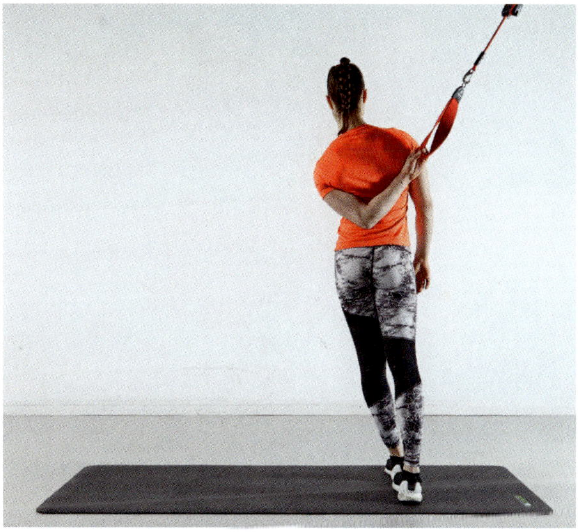

Stelle dich mit hintereinander versetzten Füßen seitlich neben den Schlingentrainer. Der Fuß des äußeren Beins steht dabei vorn. Greife mit dem äußeren Arm hinter dem Rücken eine Schlaufe des Schlingentrainers. Halte die Brustwirbelsäule aufgerichtet, sodass dein Brustbein nach oben in Richtung Decke schiebt. Neige deinen gestreckten Körper zur Seite weg von den Schlingen und nimm einen Dehnreiz der Oberarmrückseite sowie der Schulterpartie wahr. Lasse dich mit nachlassendem Dehnreiz weiter zur Seite sinken. Halte diese Position für 30 bis 60 Sekunden und wechsle dann die Seite.

Alternative Ausführung

Methode: Anspannungs-Entspannungs-Dehnen

Übe in der Endposition 5 bis 10 Sekunden lang einen Zug auf die Schlaufe aus, indem du den Ellbogen des die Schlaufe greifenden Arms gedacht nach außen ziehst. Lasse danach wieder für 15 bis 20 Sekunden locker, sodass deine Schulter weiter nach unten sinkt. Führe die Anspannungs- und Entspannungsphase im Wechsel für 3 bis 5 Serien durch.

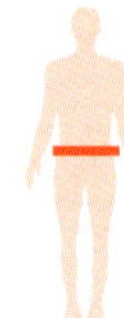

Aufgespannter Ausfallschritt

Methode: progressiv-statisches Dehnen

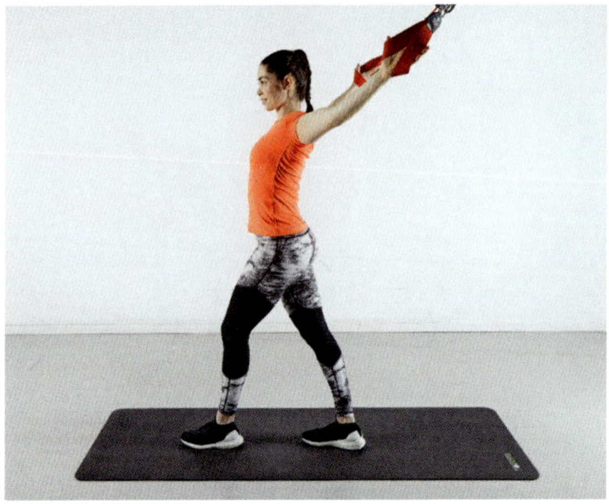

Stelle dich mit dem Rücken zum Schlingentrainer. Fasse mit den Händen hinter dem Rücken durch die Schlaufen und umgreife diese, damit du einen guten Halt hast. Führe nun einen Ausfallschritt nach vorn aus und strecke deine Arme zur Seite und hinten aus. Deine Brustwirbelsäule ist aufgerichtet, deine Schultern sind tief und dein Blick geht gerade nach vorn. Nimm eine Dehnung in der Brustmuskulatur sowie der Oberarmvorderseite wahr. Vergrößere mit nachlassendem Dehnreiz den Abstand zum Aufhängepunkt, indem du einen kleinen Schritt nach vorn gehst. Halte diese Position für 30 bis 60 Sekunden und wechsle dann den Stand, sodass der hintere Fuß nun vorn, der vordere hinten steht.

Alternative Ausführungen

Methode: dynamisches Dehnen

Führe in der Endposition kleine wippende Bewegungen mit dem Oberkörper nach vorn und zurück aus. Schiebe dabei dein Brustbein jeweils nach vorn beziehungsweise zurück.

Methode: Anspannungs-Entspannungs-Dehnen

Übe in der Endposition mit den Händen 5 bis 10 Sekunden lang etwas Druck auf die Schlaufen aus. Lasse danach wieder locker und sinke für 15 bis 20 Sekunden ohne jegliche Anspannung mehr und mehr in die Dehnung, indem du die Arme weiter nach hinten und das Brustbein weiter nach vorn schiebst. Führe die Anspannungs- und Entspannungsphasen im Wechsel für 3 bis 5 Serien durch. Lasse dich mit jeder Entspannungsphase noch etwas tiefer in die Position hineinsinken.

Variante 1

Methode: progressiv-statisches Dehnen

Nimm die Endposition ein. Beuge nun dein vorderes Knie etwas mehr und neige den Oberkörper dadurch nach vorn. Nimm eine Dehnung der Brustmuskulatur sowie der Oberarmvorderseite wahr. Neige mit nachlassendem Dehnreiz deinen Oberkörper noch weiter nach vorn. Halte diese Position für 30 bis 60 Sekunden und wechsle dann den Stand.

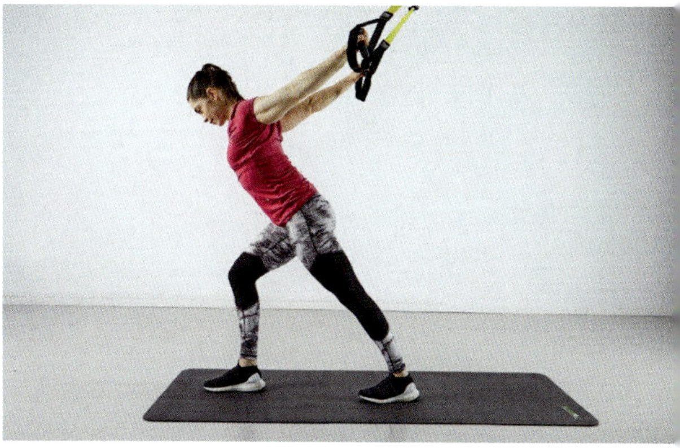

Variante 2

Methode: progressiv-statisches Dehnen

Nimm die Endposition ein. Winkle bei dieser Variante deine Arme rechtwinklig an, statt sie zur Seite und nach hinten zu strecken. Deine Oberarme zeigen schräg nach unten. Nimm eine Dehnung der Brustmuskulatur sowie der vorderen Schulterpartie wahr. Vergrößere mit nachlassendem Dehnreiz den Abstand zum Aufhängepunkt, indem du einen kleinen Schritt nach vorn gehst. Halte diese Position für 30 bis 60 Sekunden und wechsle dann den Stand.

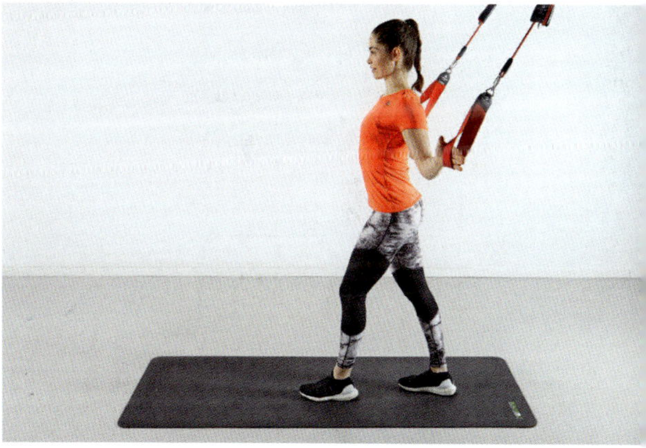

Alternative Ausführung

Methode: Anspannungs-Entspannungs-Dehnen

Übe in der Endposition der Variante 2 mit den Händen 5 bis 10 Sekunden lang etwas Druck auf die Schlaufen aus, indem du die Hände gegen den Widerstand nach vorn und unten drückst. Lasse danach wieder locker und sinke für 15 bis 20 Sekunden ohne jegliche Anspannung mehr und mehr in die Dehnung, indem du deine Arme weiter nach außen rotieren lässt. Führe die Anspannungs- und Entspannungsphase im Wechsel für 3 bis 5 Serien durch und wechsle dann den Stand.

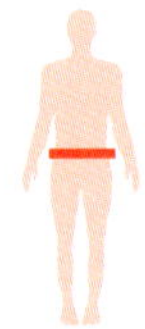

Dynamisch aufgespannter Ausfallschritt

Methode: Mobility

1

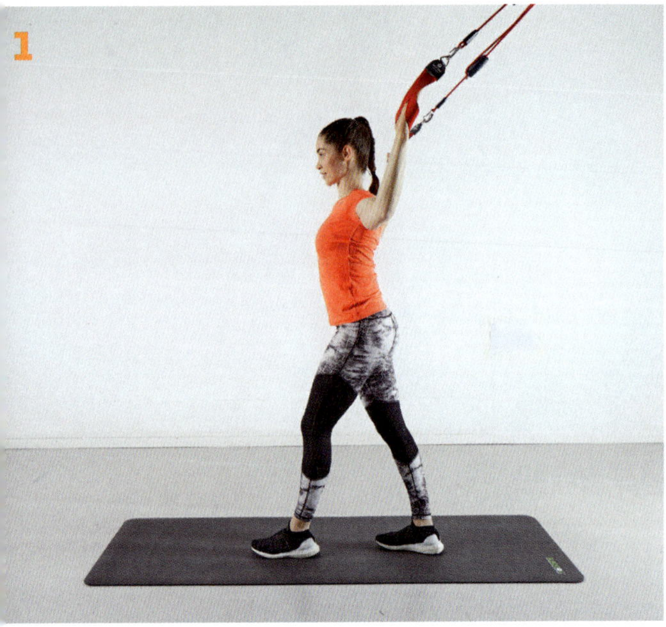

2

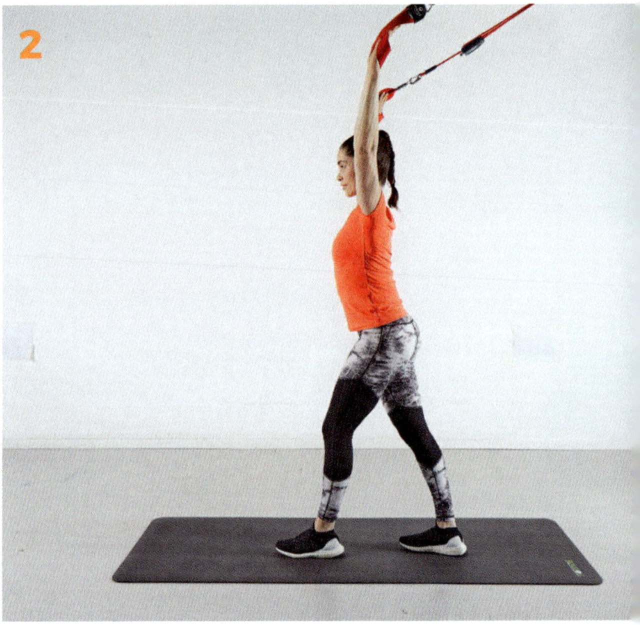

1. Fasse mit den Händen durch die Schlaufen und umgreife diese, damit du einen guten Halt hast. Führe direkt unter der Aufhängung des Schlingentrainers stehend einen Ausfallschritt nach vorn aus. Winkle dabei deine Ellenbogen rechtwinklig an und führe deine Arme über die Seite so weit nach oben, dass sich deine Oberarme auf Schulterhöhe in der Waagrechten befinden. Dabei ist deine Brustwirbelsäule aufgerichtet, dein Oberkörper leicht nach vorn geneigt und deine Schultern sind nach hinten unten fixiert.

2. Strecke deine Arme nun gerade nach oben und beuge sie wieder. Wiederhole dies 10- bis 15-mal. Nimm dabei eine Dehnung der Brustmuskulatur sowie der vorderen Schulterpartie wahr. Wechsle dann den Stand, sodass der hintere Fuß nun vorn, der vordere hinten steht.

Seitneige mit überkreuztem Arm

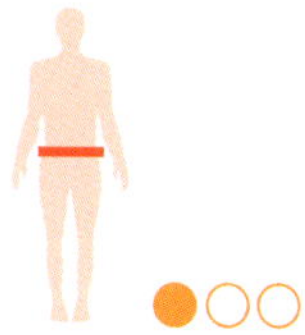

Methode: progressiv-statisches Dehnen

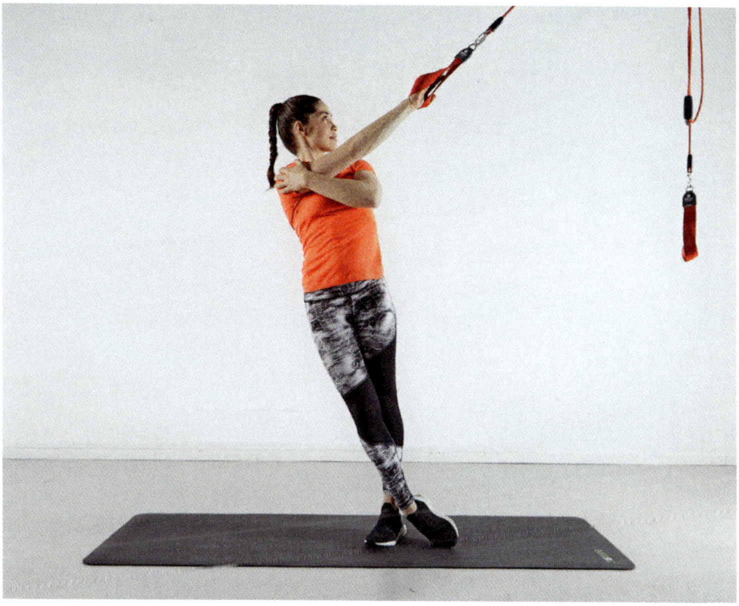

Stelle dich seitlich neben den Schlingentrainer und greife mit der äußeren Hand eine Schlaufe. Führe deinen anderen Arm überkreuz vor dem Brustkorb, umfasse mit der Hand von außen deine gegenüberliegende Schulter und hadu diese nach unten fixiert. Kreuze den äußeren Fuß vor dem inneren und lege ihn mit dem Fußrücken ab. Neige deinen gestreckten Oberkörper leicht zur Seite, weg vom Schlingentrainer. Dein Blick geht in Richtung des Aufhängepunktes. Nimm eine Dehnung der äußeren Schulterpartie wahr und lasse dich mit nachlassendem Dehnreiz weiter in die Position hineinsinkense Halte dies Position für 30 bis 60 Sekunden und wechsle dann die Seite.

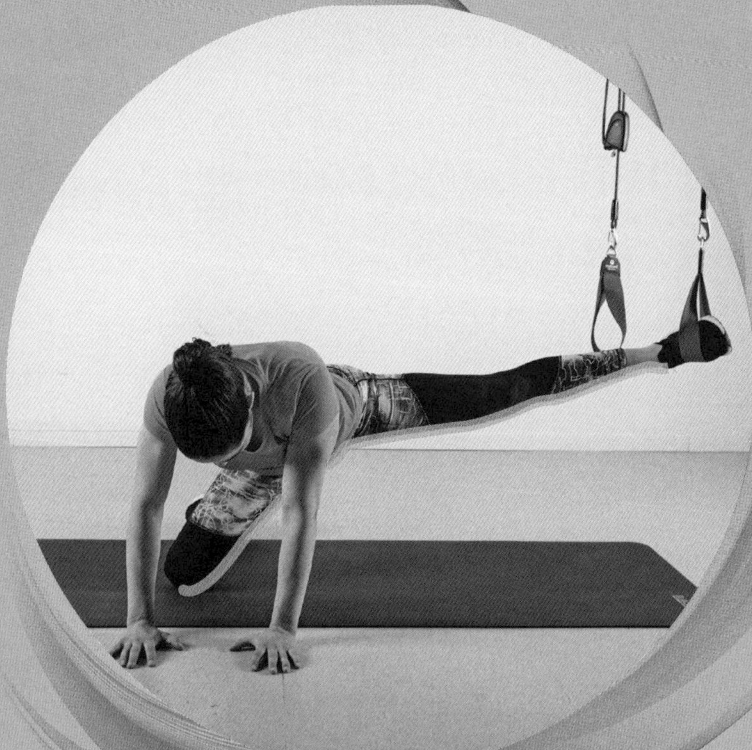

Übungen für die tiefe Frontallinie

Die hier aufgeführten Übungen, die auf den myofaszialen Kern – die tiefe Frontallinie – abzielen, spürst du hauptsächlich im Bereich der Adduktoren an deiner Oberschenkelinnenseite. Du erreichst die tiefe Frontallinie jedoch auch sehr gut mit den Rückbeuge-Übungen für die oberflächliche Frontallinie.

Seitlicher Split

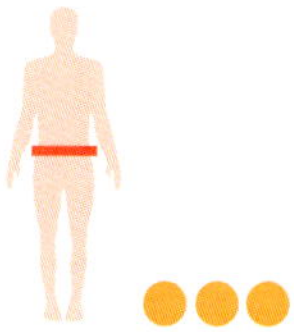

Methode: progressiv-statisches Dehnen

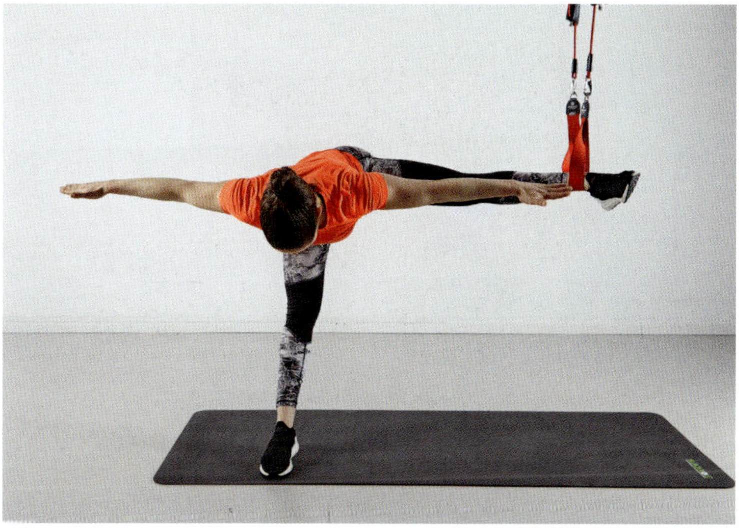

Stelle dich seitlich neben den Schlingentrainer und platziere einen Fuß auf Höhe des Sprunggelenks in einer Schlaufe. Das eingehängte Bein befindet sich in der Waagrechten und beide Beine sind gestreckt. Strecke deine Arme seitlich auf Schulterhöhe aus und neige deinen gestreckten Oberkörper nach vorn, bis sich dieser in einer Waagrechten und parallel zum Boden befindet. Halte deinen Kopf in Verlängerung zur Wirbelsäule, dein Blick geht in Richtung Boden. Nimm eine Dehnung der Oberschenkelinnenseite des eingehängten Beins sowie der Oberschenkelrückseite des Standbeins wahr. Halte die Position für 30 Sekunden. Löse die Position auf und wechsle die Seite.

Alternative Ausführung

Methode: Anspannungs-Entspannungs-Dehnen

Übe in der Endposition mit dem eingehängten Bein 5 bis 10 Sekunden lang etwas Druck auf die Schlaufe aus. Lasse danach wieder locker und sinke für 15 bis 20 Sekunden ohne jegliche Anspannung mehr und mehr in die Dehnung. Führe die Anspannungs- und Entspannungsphase im Wechsel für 3 Serien durch und wiederhole die Übung im Anschluss auf der anderen Seite.

Vorgeneigter seitlicher Split

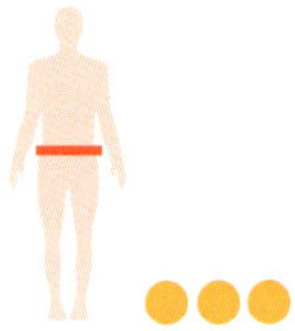

Methode: progressiv-statisches Dehnen

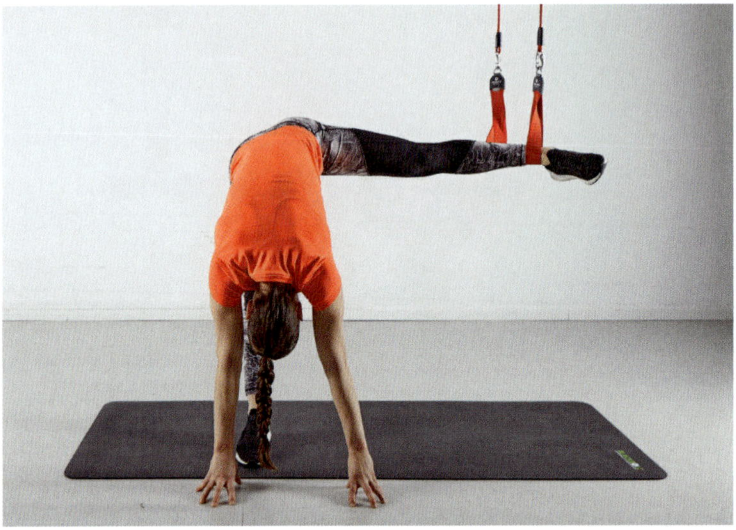

Stelle dich seitlich neben den Schlingentrainer und platziere einen Fuß auf Höhe des Sprunggelenks in einer Schlaufe. Das eingehängte Bein befindet sich in der Waagrechten, beide Beine sind gestreckt. Neige deinen Oberkörper nach vorn und berühre mit den Fingerspitzen den Boden. Dein Blick geht nach hinten zu deinem Standbein. Nimm eine Dehnung der Oberschenkelinnenseite des eingehängten Beins sowie der Oberschenkelrückseite des Standbeins wahr. Lasse dich mit nachlassendem Dehnreiz weiter nach unten sinken. Halte die Position für 30 Sekunden. Löse die Position auf und wechsle die Seite.

Alternative Ausführung

Methode: dynamisches Dehnen

Führe in der Endposition mit dem Oberkörper kleine federnde Auf- und Abbewegungen aus.

Abgelegter seitlicher Split

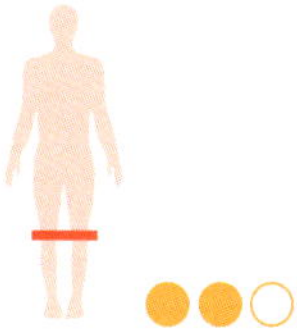

Methode: progressiv-statisches Dehnen

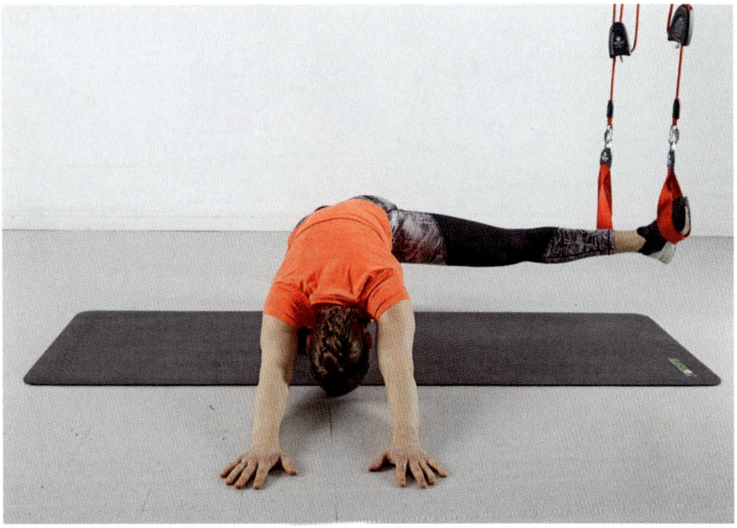

Setze dich mit angewinkeltem äußerem Bein seitlich neben den Schlingentrainer. Dein inneres Bein streckst du waagrecht zur Seite und platzierst deinen Fuß in der Schlaufe. Neige deinen Oberkörper jetzt nach vorn und lege ihn, soweit möglich, auf dem Boden ab. Deine Arme sind dabei nach vorn ausgestreckt. Nimm eine Dehnung der Oberschenkelinnenseite des eingehängten Beins sowie der Gesäßmuskulatur des abgelegten Beins wahr. Lasse deinen Oberkörper mit nachlassendem Dehnreiz weiter nach unten sinken und lege gegebenenfalls die Stirn auf dem Boden ab. Verweile für 30 bis 60 Sekunden in dieser Position. Richte dich dann wieder auf und wechsle die Seite.

Dreifüßler

Methode: Mobility

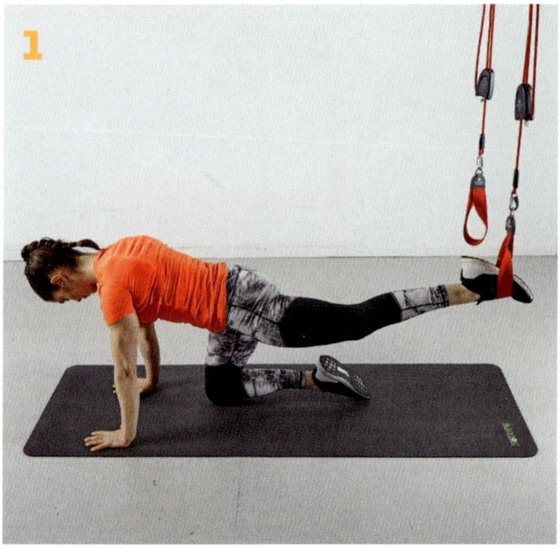

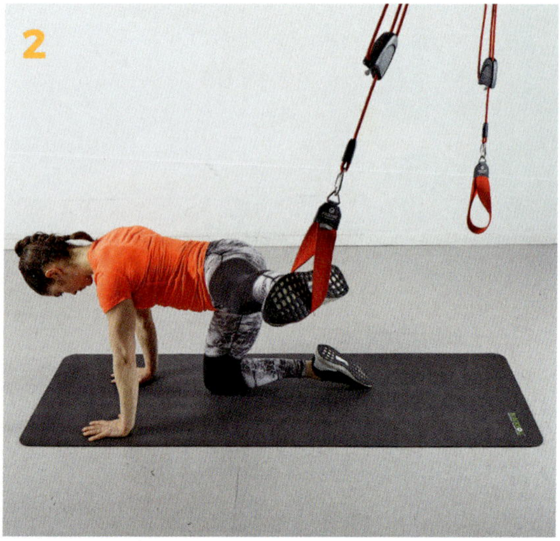

1. Nimm einen Vierfüßlerstand mit dem Rücken zum Schlingentrainer ein, strecke ein Bein nach hinten und setze den Fuß auf Höhe des Mittelfußes in die Schlaufe. Achte darauf, dass das Knie des anderen Beins unter der Hüfte aufgesetzt ist und die Hände sich unter den Schultern befinden. Dein Kopf ist in Verlängerung zur Wirbelsäule ausgerichtet und dein Blick geht nach unten in Richtung Boden.

2. Führe das eingehängte gestreckte Bein in der Waagerechten über die Seite nach außen und anschließend wieder nach hinten. Spüre eine Dehnung an der Oberschenkelinnenseite. Wiederhole diese Bewegung 10-mal und wechsle dann die Seite.

Variante

Methode: Mobility

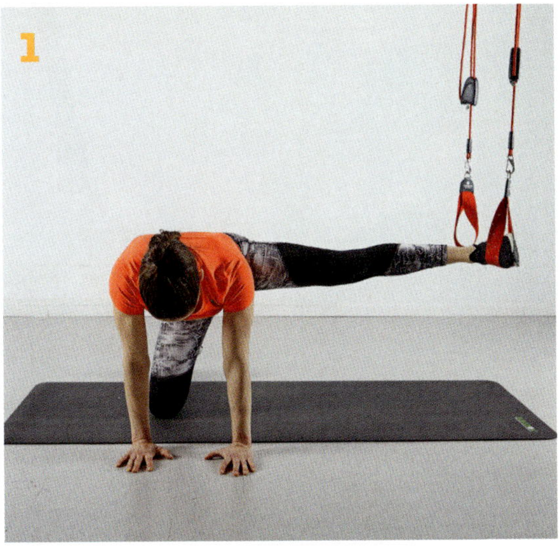

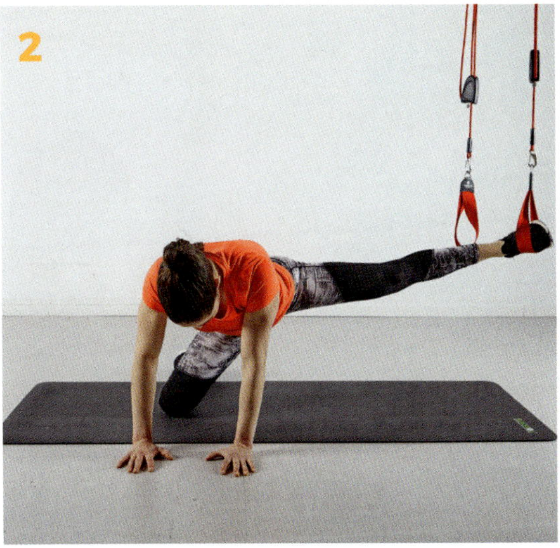

1. Nimm einen Vierfüßlerstand seitlich neben dem Schlingentrainer ein, strecke das innere Bein in einer Waagerechten zur Seite aus und setze den Fuß in die Schlaufe. Achte darauf, dass das Knie des anderen Beins unter der Hüfte aufgesetzt ist und deine Hände sich unter den Schultern befinden. Dein Kopf ist in Verlängerung zur Wirbelsäule ausgerichtet und dein Blick geht nach unten in Richtung Boden.

2. Verlagere dein Gewicht in Richtung des Schlingentrainers. Halte dabei den Bodenkontakt mit den Händen und dem Knie. Spüre beidseitig eine Dehnung an der Oberschenkelinnenseite. Komme wieder zurück in die Ausgangsposition. Wiederhole diese Bewegung 10-mal und wechsle dann die Seite.

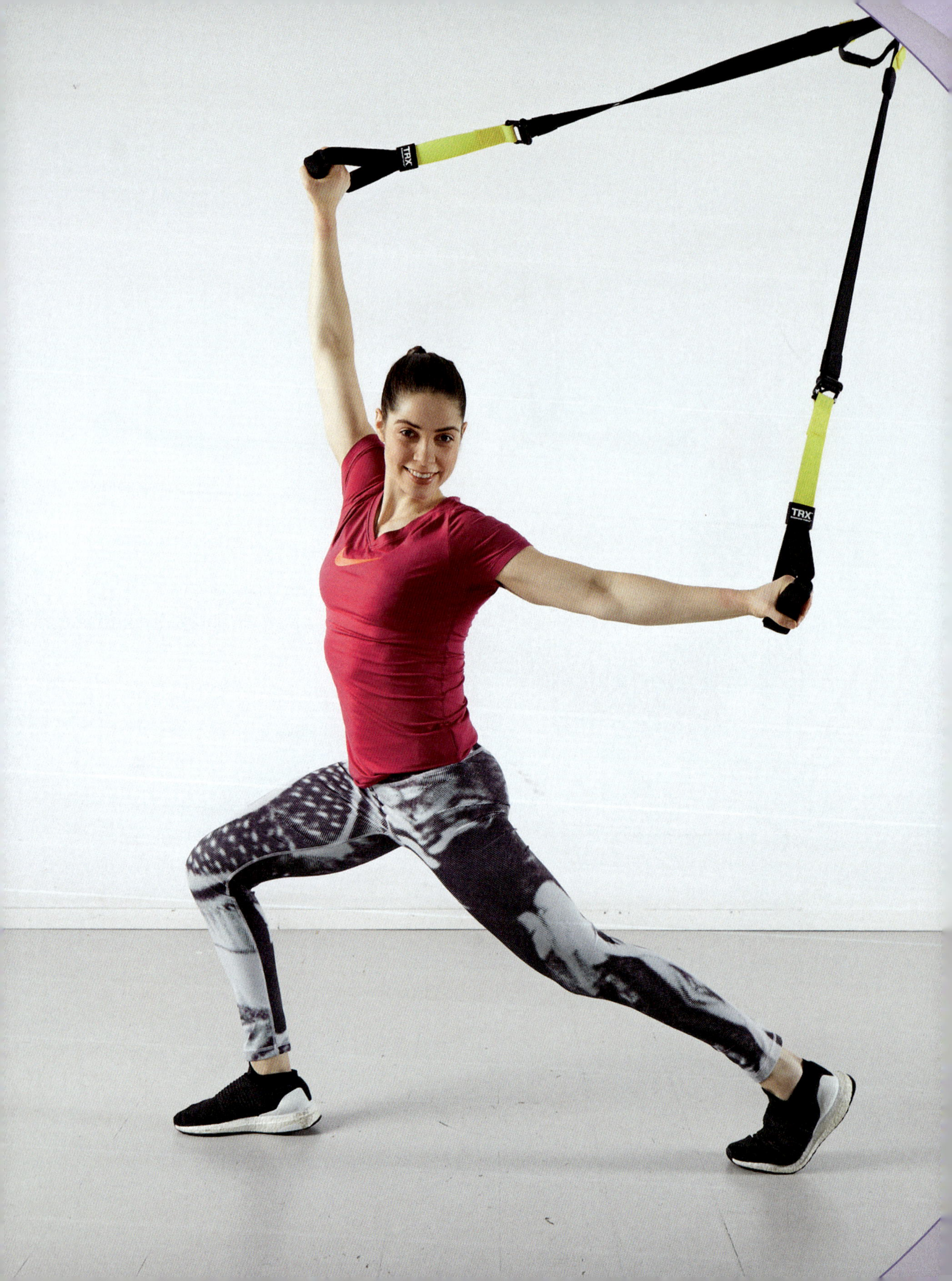
TRX
TRX

4

Programme für mehr Beweglichkeit

Das passende Mobility- und Stretching-Programm für jeden. Ganz gleich, ob du bereits eine sehr gute Beweglichkeit hast oder du dich gerade erst entschlossen hast, etwas für deine Beweglichkeit zu tun – hier wird jeder fündig. Du kannst diese exemplarischen Trainingspläne in dein bestehendes Training integrieren oder als eigenständige Trainingseinheit in deine wöchentliche Routine aufnehmen. Mit diesen Vorlagen wird es dir zudem schnell gelingen, auch selbstständig eigene Programme zur Steigerung der Beweglichkeit zu erstellen.

Ein paar Hinweise zur Nutzung der Trainingspläne

Die folgenden Mobility- und Stretching-Programme sollen dir den strukturierten Einstieg in das Beweglichkeitstraining an den Schlingen erleichtern. Auf dich warten Programme für Einsteiger, Fortgeschrittene und Profis. Auch wenn du bereits eine gute Beweglichkeit hast, beginne zunächst mit einem einfacheren Plan, da sich die Mobility- und Stretching-Übungen an den Schlingen mit Sicherheit von deinem bisherigen Beweglichkeitstraining unterscheiden. Sobald du mit den Schlingen vertraut bist und etwas Erfahrung mit den Übungen sammeln konntest, kannst du dich an den anspruchsvolleren Programmen versuchen.

Die Programme sind so aufgebaut, dass der gesamte Körper angesprochen wird. Mit den Icons für die einzelnen Faszienlinien erkennst du auf einen Blick, auf welche Linie die Übung abzielt.

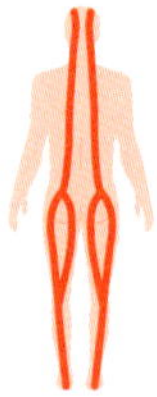

Oberflächliche Rückenlinie

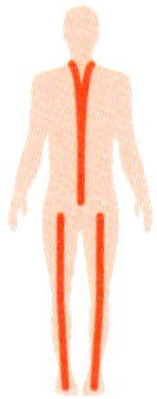

Oberflächliche Frontallinie

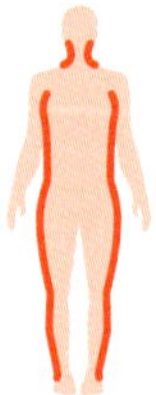

Laterallinie

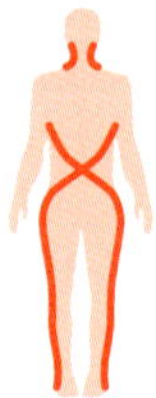

Spirallinie

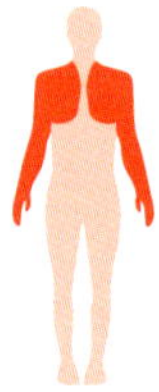

Vordere Armlinien

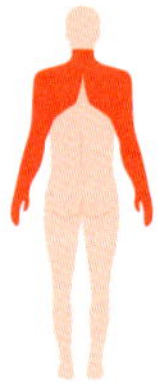

Hintere Armlinien

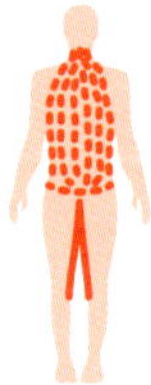

Tiefe Frontallinie

Trainiere abwechslungsreich, variiere die Programme

Im vorangegangenen Kapitel konntest du dich überzeugen, wie vielseitig die Schlingen für das Mobility und Stretching eingesetzt werden können. Nicht jede der über 60 Übungen findet Platz in den kommenden Trainingsplänen. Diese Programme sollen dir daher auch als Vorlage dienen, deine eigenen Pläne zur Verbesserung der Beweglichkeit zu erstellen – ganz gleich, ob es sich dabei um ein Mobility-Warm-up für deine Trainingseinheit handelt, eine eigenständige Stretching-Einheit oder ein Programm, um dein Training ausklingen zu lassen.

Die Vielzahl an Übungen aus dem Kapitel »Die Übungen« (ab Seite 53) kannst du auch nutzen, wenn sich eine Übung für dich mal nicht gut anfühlen sollte oder du sie aus einem anderen Grund austauschen möchtest. Mittels der Icons und dem angegebenen Schwierigkeitsgrad erkennst du schnell, welchem Pool du die Ersatzübung entnehmen kannst, um die entsprechende Faszienlinie mit der passenden Intensität anzusprechen. Auf diese Weise kannst du die bestehenden Programme für dich anpassen, aber auch ständig variieren, um dich immer wieder aufs Neue zu fordern.

Wie du gesehen hast, können die meisten Übungen auf unterschiedliche Weise ausgeführt werden. In den Programmen wird dir eine Ausführungsmethode vorgeschlagen, jedoch kannst du auch auf die anderen möglichen Methoden zurückgreifen, in den Tabellen als Alternative angegeben. So lässt sich dein bestehendes Programm ständig variieren.

Die wichtigsten Infos auf einen Blick

Zu jeder Übung findest du eine empfohlene Haltezeit beziehungsweise Wiederholungszahl. Diese Angaben stellen jedoch nur Richtwerte dar. Das Wichtigste ist, dass sich die jeweiligen Übungen für dich gut anfühlen. Solltest du dich bei einer Übung mal nicht wohlfühlen oder tritt gar Schmerz auf, dann versuche auf keinen Fall, die angegebene Haltezeit durchzuhalten oder die Wiederholungszahl zu erfüllen. Höre immer auf deinen Körper und beachte die Punkte für eine sichere Ausführung (ab Seite 36), dann steht einem effektiven Beweglichkeitstraining an den Schlingen nichts mehr im Wege.

Jede Übung des Programms ist mit einer Abbildung dargestellt. Wird eine Übung in der Übungsbeschreibung (Kapitel »Die Übungen« ab Seite 53) mit zwei Abbildungen erklärt, dann findest du hier in den Übungsprogrammen die aussagekräftige Endposition. Um dir während der Ausführung des Programms das ständige Hin- und Herblättern zu ersparen, findest du auch die jeweils empfohlene Schlingenhöhe aufgelistet. So hast du wirklich alle notwendigen Informationen auf einen Blick vor dir und kannst dich ganz auf deine Mobility- und Stretching-Übungen fokussieren. Solltest du doch einmal mehr Informationen über eine Übung benötigen, kannst du dem jeweiligen Plan die passende Seitenzahl zur Übungsbeschreibung entnehmen.

Trainingsprogramm Einsteiger 1

Du hast die Schlingen bisher nur zur Kräftigung eingesetzt oder hast dich dazu entschlossen, an deiner Beweglichkeit zu arbeiten? Mit diesen Übungen kannst du dein Kraft- und Ausdauertraining mit Mobility- und Stretching-Übungen ausklingen lassen. Du kannst dieses Programm aber auch als eigenständiges Programm für den Einstieg ins Beweglichkeitstraining nutzen.

Übungsabfolge	Übung	Faszienlinie	Intensität	Schlingenhöhe	Methode plus Alternativen	Haltezeit/ Wiederholungen (Wdh.)/ Serien
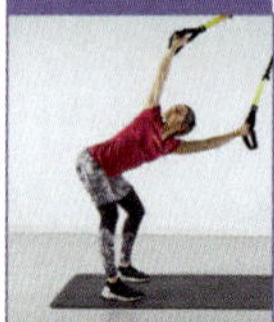	Seitliche Rumpfrotation, Seite 113	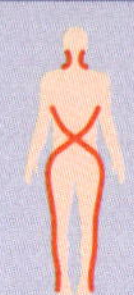	1	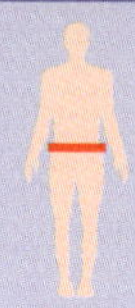	Mobility, Seite 31	10 Wdh. je Seite
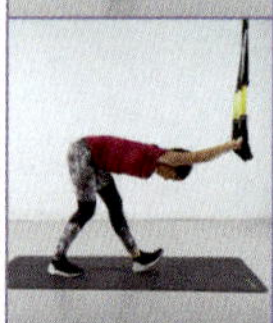	Tisch im versetzten Stand, Seite 61	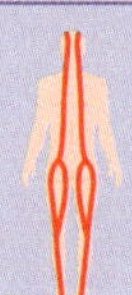	1	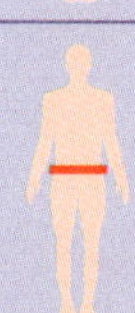	Progressiv-statisches Dehnen, Seite 27 alternativ: Mobility, Seite 31	30–60 Sek. halten je Seite
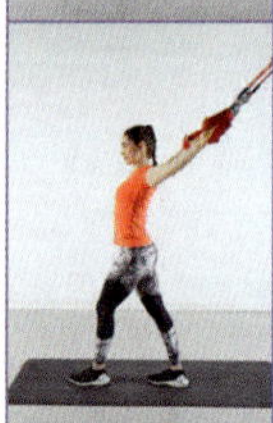	Aufgespannter Ausfallschritt, Seite 128/129	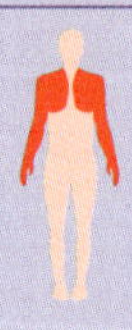	1	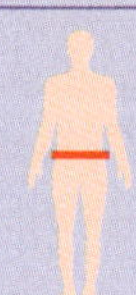	Progressiv-statisches Dehnen, Seite 27 alternativ: dynamisches Dehnen, Seite 29, Anspannungs-Entspannungs-Dehnen, Seite 30	30–60 Sek. halten
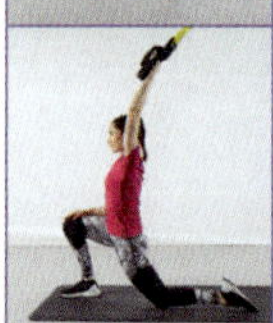	Halbkniestand mit Rückbeuge, Seite 80/81	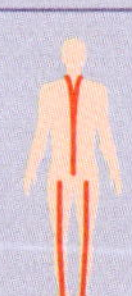	1	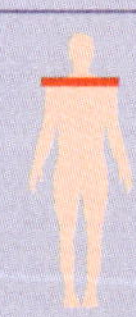	Progressiv-statisches Dehnen, Seite 27 alternativ: Anspannungs-Entspannungs-Dehnen, Seite 30	30–60 Sek. halten je Seite
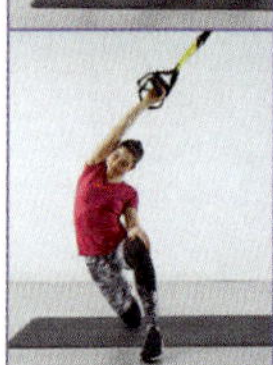	Kniender Halbmond, Seite 102	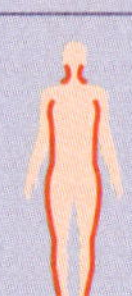	1	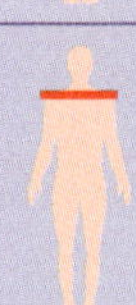	Progressiv-statisches Dehnen, Seite 27 alternativ: bewegt-statisches Dehnen, Seite 28, Anspannungs-Entspannungs-Dehnen, Seite 30	30–60 Sek. halten je Seite
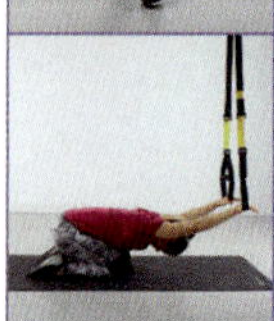	Päckchen, Seite 73	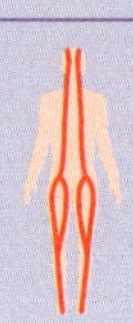	1	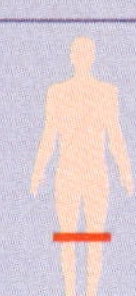	Progressiv-statisches Dehnen, Seite 27	30–60 Sek. halten

Trainingsprogramm Einsteiger 2

Dieser etwas umfangreichere Plan verleiht dir ein völlig neues Körpergefühl. Hier stehen öffnende Positionen im Fokus, die einer oft nach vorn geneigten Körperhaltung entgegenwirken. Setze deine Atmung bei den Übungen unterstützend ein, um noch mehr Weite im Bereich des Brustkorbs zu erreichen.

Übungsabfolge	Übung	Faszienlinie	Intensität	Schlingenhöhe	Methode plus Alternativen	Haltezeit/ Wiederholungen (Wdh.)/ Serien
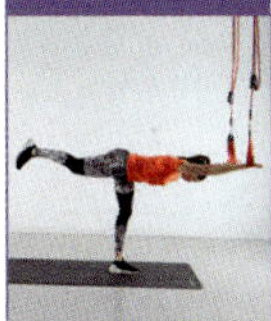	Standwaage, Seite 62	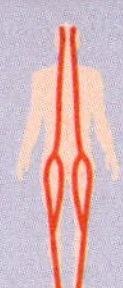	1	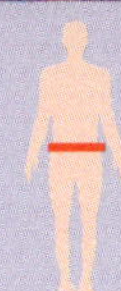	Mobility, Seite 31 alternativ: progressiv-statisches Dehnen, Seite 27	10 Wdh. je Seite
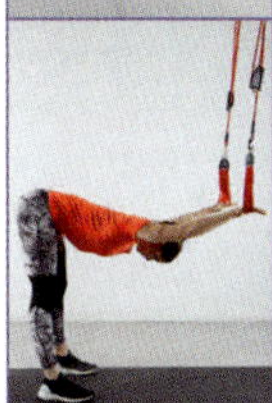	Tisch, Seite 60	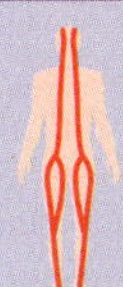	1	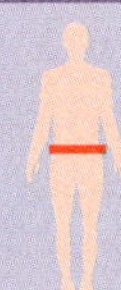	Dynamisches Dehnen, Seite 29 alternativ: progressiv-statisches Dehnen, Seite 27, Anspannungs-Entspannungs-Dehnen, Seite 30	30–60 Sek. halten
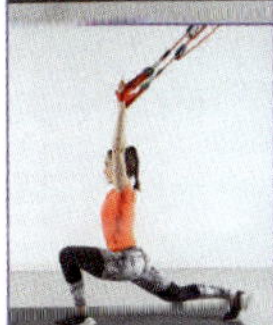	Aufgespannter tiefer Ausfallschritt, Seite 83/84	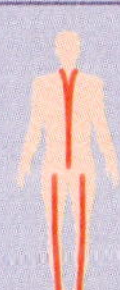	2	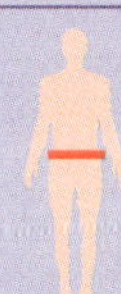	Progressiv-statisches Dehnen, Seite 27 alternativ: dynamisches Dehnen, Seite 29, Anspannungs-Entspannungs-Dehnen, Seite 30	30–60 Sek. halten je Seite
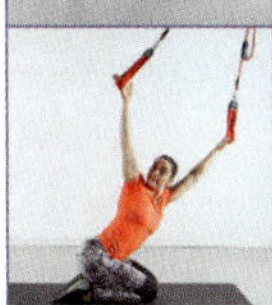	Fersensitz mit Rotation, Seite 115	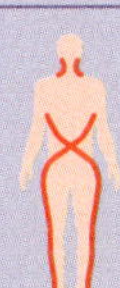	1	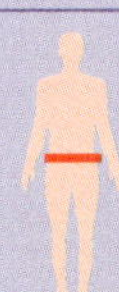	Mobility, Seite 31	10 Wdh. je Seite
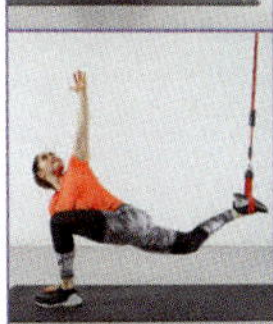	Sprinter mit Rotation, Seite 119	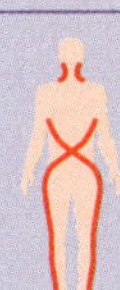	1	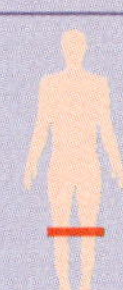	Dynamisches Dehnen, Seite 29 alternativ: progressiv-statisches Dehnen, Seite 27, Mobility, Seite 31	30–60 Sek. halten je Seite
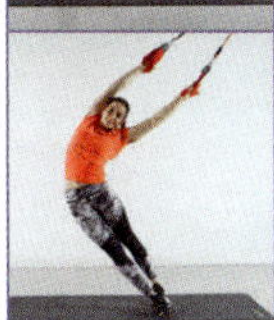	Halbmond, Seite 100	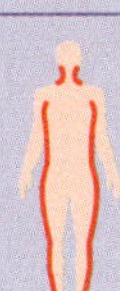	1	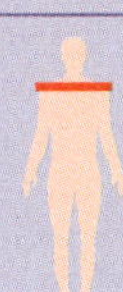	Progressiv-statisches Dehnen, Seite 27 alternativ: bewegt-statisches Dehnen, Seite 28	30–60 Sek. halten je Seite

Übungs-abfolge	Übung	Faszien-linie	Intensität	Schlingen-höhe	Methode plus Alternativen	Haltezeit/ Wieder-holungen (Wdh.)/ Serien
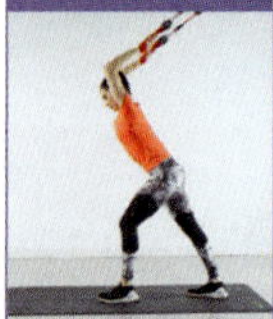	Vorgeneigter Ausfallschritt, Seite 125	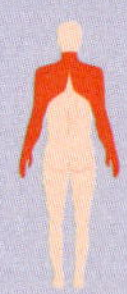	1	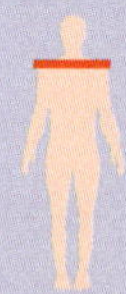	Progressiv-statisches Dehnen, Seite 27 alternativ: Anspannungs-Entspannungs-Dehnen, Seite 30	30–60 Sek. halten
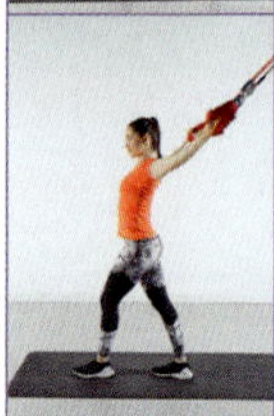	Aufge-spannter Ausfallschritt, Seite 128/129	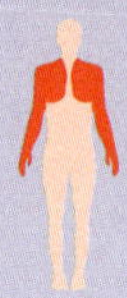	1	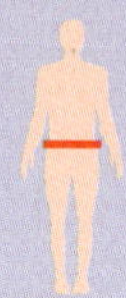	Progressiv-statisches Dehnen, Seite 27 alternativ: dynamisches Dehnen, Seite 29, Anspannungs-Entspannungs-Dehnen, Seite 30	30–60 Sek. halten
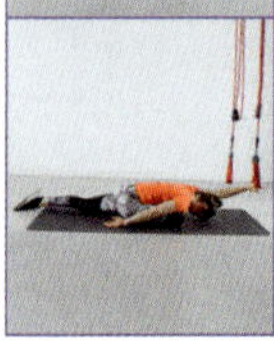	Seitliche Taube, Seite 111	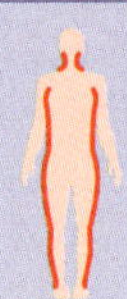	1	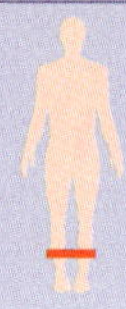	Progressiv-statisches Dehnen, Seite 27	30–60 Sek. halten je Seite

Trainingsprogramm Fortgeschrittene 1

Du fühlst dich mit den Schlingen vertraut und hast bereits etwas Erfahrung gesammelt? Dann kannst du dich diesem Fortgeschrittenen-Plan widmen. Er setzt sich aus unterschiedlichen Übungen der zweiten Schwierigkeitsstufe zusammen und bietet dir ein perfektes Ganzkörpertraining für deine Beweglichkeit im fortgeschrittenen Bereich. Vergiss nicht, dich vorab etwas aufzuwärmen!

Übungs-abfolge	Übung	Faszien-linie	Intensität	Schlingen-höhe	Methode plus Alternativen	Haltezeit/ Wieder-holungen (Wdh.)/ Serien
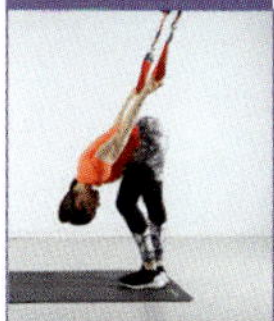	Vorbeuge, Seite 64	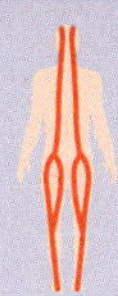	2	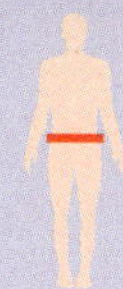	Mobility, Seite 31	30–60 Sek. halten
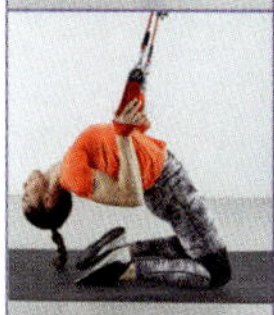	Hängende Rückbeuge aus dem Fersensitz, Seite 88	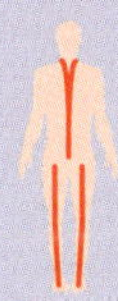	2	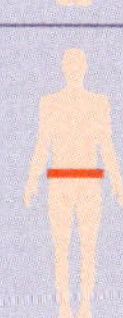	Mobility, Seite 31 alternativ: progressiv-statisches Dehnen, Seite 27	6–8 Wdh.
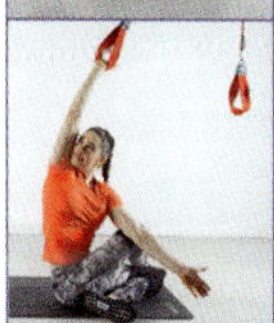	Öffnender Drehsitz, Seite 116	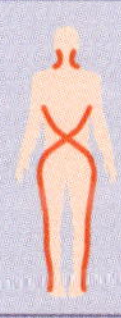	2	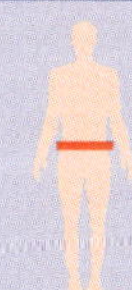	Progressiv-statisches Dehnen, Seite 27 alternativ: Mobility, Seite 31	30–60 Sek. halten je Seite
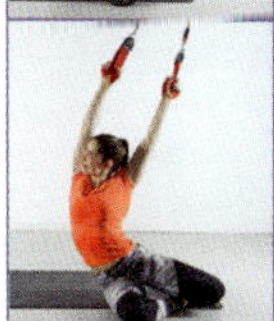	Schraube, Seite 104	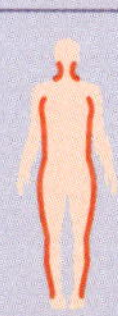	2	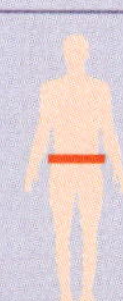	Mobility, Seite 31	10 Wdh. je Seite
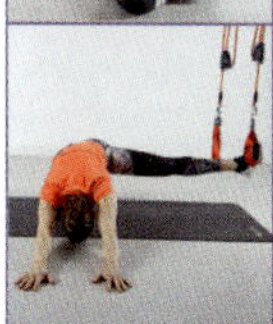	Abgelegter seitlicher Split, Seite 135	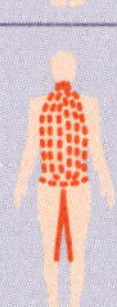	2		Progressiv-statisches Dehnen, Seite 27	30–60 Sek. halten
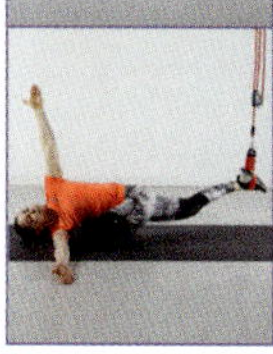	Taube mit Rotation, Seite 121	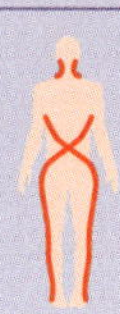	2	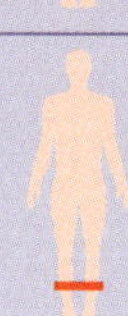	Mobility, Seite 31 alternativ: dynamisches Dehnen, Seite 29	10 Wdh. je Seite

Trainingsprogramm Fortgeschrittene 2

Im zweiten Fortgeschrittenen-Plan findest du ebenfalls Übungen, die sowohl den gesamten Körper trainieren als auch einzelne Faszienlinien ansprechen. Variiere für mehr Abwechslung von Einheit zu Einheit die Ausführungsmethoden. Gern kannst du auch die Übungen der beiden Pläne für Fortgeschrittene individuell kombinieren und austauschen.

Übungsabfolge	Übung	Faszienlinie	Intensität	Schlingenhöhe	Methode plus Alternativen	Haltezeit/ Wiederholungen (Wdh.)/ Serien
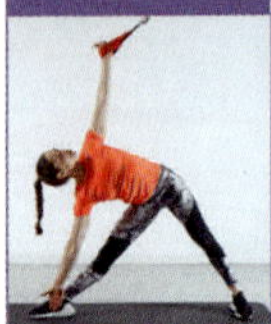	Geöffneter seitlicher Winkel, Seite 114	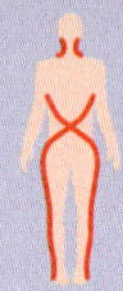	2	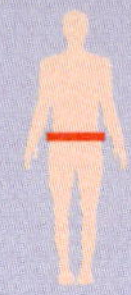	Progressiv-statisches Dehnen, Seite 27	30–60 Sek. halten je Seite
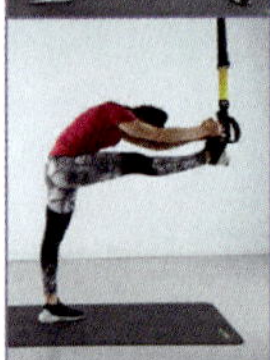	Split, Seite 66/67	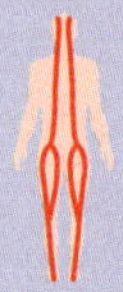	2	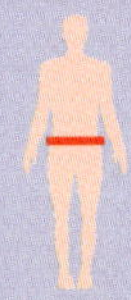	Anspannungs-Entspannungs-Dehnen, Seite 30 alternativ: progressiv-statisches Dehnen, Seite 27, dynamisches Dehnen, Seite 29	3 Serien je Seite
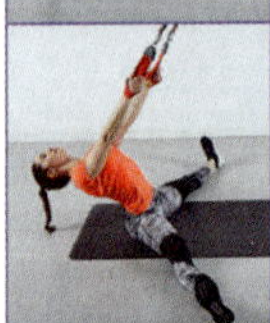	Hängende Rückbeuge aus der Grätsche, Seite 89	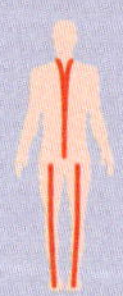	2	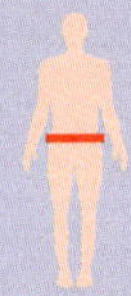	Progressiv-statisches Dehnen, Seite 27 alternativ: bewegt-statisches Dehnen, Seite 28	30–60 Sek. halten
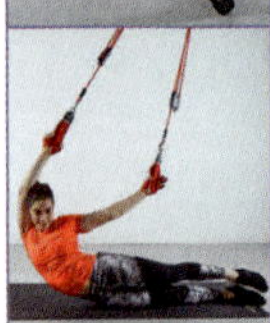	Liegender Halbmond, Seite 109	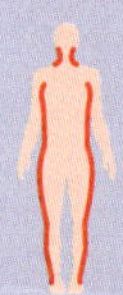	2	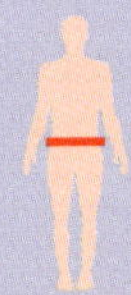	Progressiv-statisches Dehnen, Seite 27 alternativ: Anspannungs-Entspannungs-Dehnen, Seite 30	30 Sek. halten je Seite
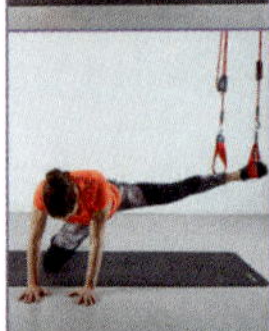	Dreifüßler, Seite 136/137	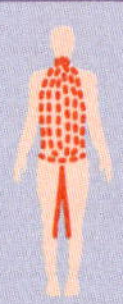	2	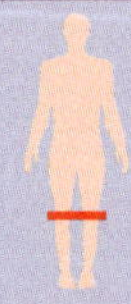	Mobility, Seite 31	10 Wdh. je Seite
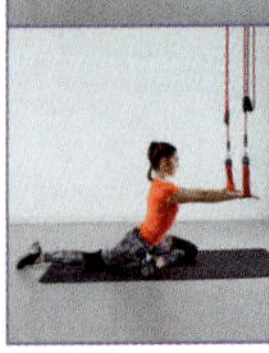	Aufrechte Taube, Seite 92/93	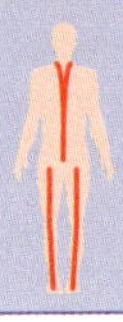	2	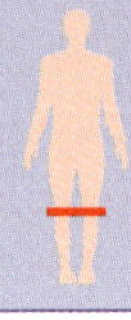	Progressiv-statisches Dehnen, Seite 27 alternativ: Mobility, Seite 31	30–60 Sek. halten je Seite

Trainingsprogramm Profis 1

Dieser Plan beweist, dass auch Mobility-Übungen und Stretching schweißtreibend sein können. Hier benötigst du definitiv ein gewisses Maß an Kraft, Beweglichkeit und ein gutes Körpergefühl. Willst du mal den Blickwinkel verändern? Dann bist du hier genau richtig, denn bei der Wahl der Übungen wirst du in neue und ungewohnte Positionen gebracht. Viel Spaß dabei.

Übungsabfolge	Übung	Faszienlinie	Intensität	Schlingenhöhe	Methode plus Alternativen	Haltezeit/ Wiederholungen (Wdh.)/ Serien
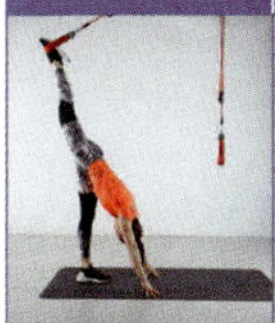	Dreibeinige Vorbeuge, Seite 65	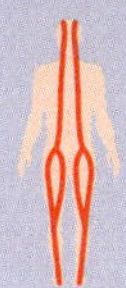	3	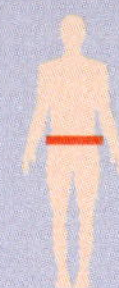	Dynamisches Dehnen, Seite 29 alternativ: progressiv-statisches Dehnen, Seite 27	20–30 Sek. halten je Seite
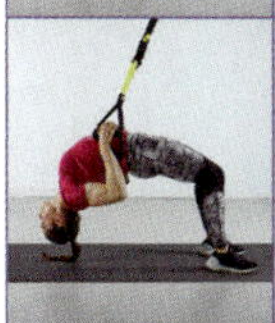	Hängende Rückbeuge, Seite 87	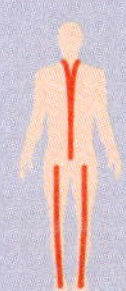	3	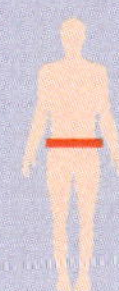	Progressiv-statisches Dehnen, Seite 27 alternativ: Mobility, Seite 31	20–30 Sek. halten
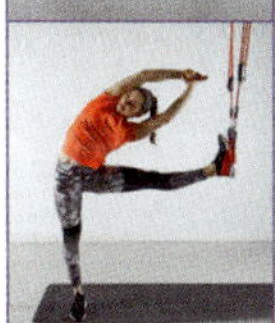	Seitlich gebeugter Stand, Seite 103	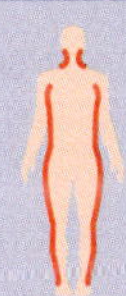	3	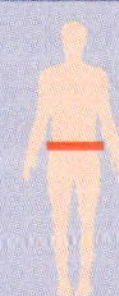	Mobility, Seite 31	10 Wdh. je Seite
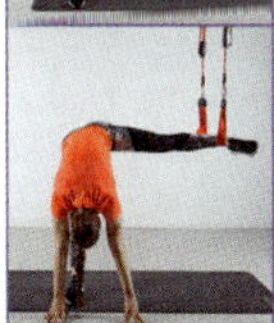	Vorgeneigter seitlicher Split, Seite 134	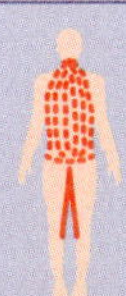	3	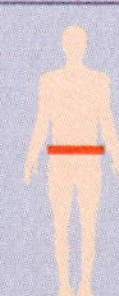	Dynamisches Dehnen, Seite 29 alternativ: progressiv-statisches Dehnen, Seite 27	30 Sek. halten
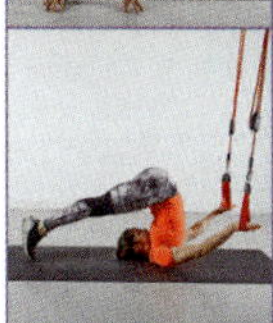	Rolle, Seite 75	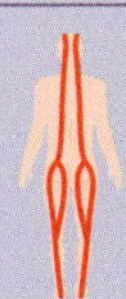	3	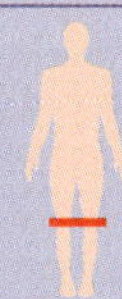	Bewegt-statisches Dehnen, Seite 28 alternativ: progressiv-statisches Dehnen, Seite 27	30–60 Sek. halten
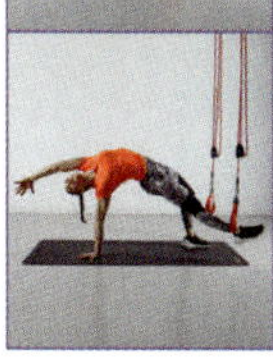	Bogengang, Seite 91	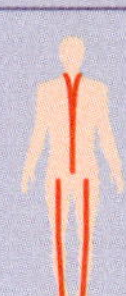	3	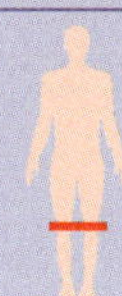	Progressiv-statisches Dehnen, Seite 27 alternativ: Mobility, Seite 31	20–30 Sek. halten je Seite

Trainingsprogramm Profis 2

Dein Körper ist mit dem Schlingentrainer vertraut und du suchst eine Herausforderung? Mit diesen Übungen der dritten Schwierigkeitsstufe wirst du definitiv gefordert. Neben Beweglichkeit sind hier auch noch Fähigkeiten wie Kraft und Gleichgewicht gefragt.

Übungsabfolge	Übung	Faszienlinie	Intensität	Schlingenhöhe	Methode plus Alternativen	Haltezeit/ Wiederholungen (Wdh.)/ Serien
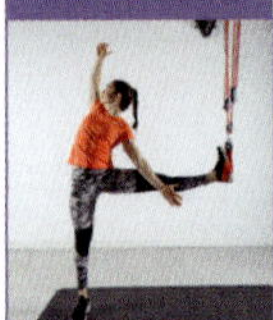	Aufgedrehter seitlicher Split, Seite 122/123	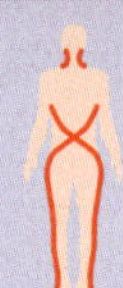	3	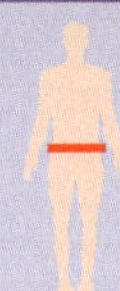	Mobility, Seite 31 alternativ: dynamisches Dehnen, Seite 29, bewegt-statisches Dehnen, Seite 28	10 Wdh. je Seite
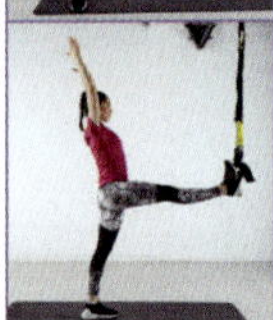	Split mit Rückbeuge, Seite 85/86	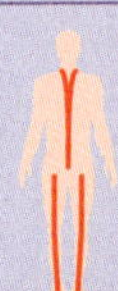	3	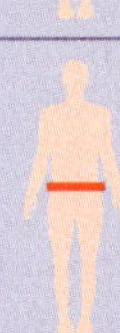	Progressiv-statisches Dehnen, Seite 27	30 Sek. halten je Seite
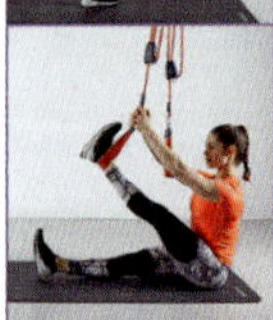	Einbeiniger Langsitz, Seite 72	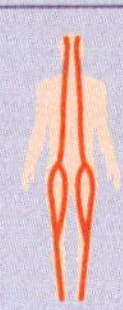	3	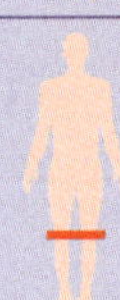	Progressiv-statisches Dehnen, Seite 27	30 Sek. halten je Seite
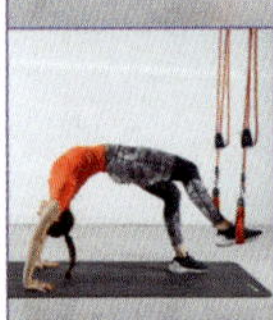	Brücke, Seite 97	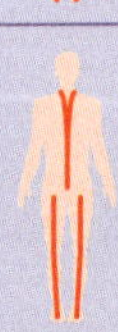	3	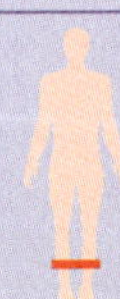	Mobility, Seite 31 alternativ: progressiv-statisches Dehnen, Seite 27	5 Wdh. je Seite
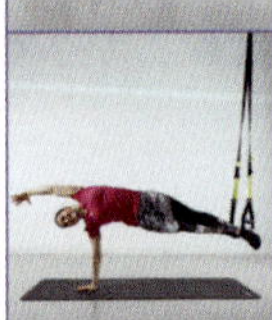	Gestreckter T-Stand, Seite 111	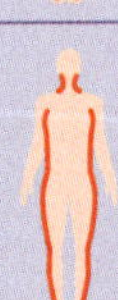	3	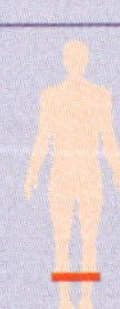	Mobility, Seite 31	5 Wdh. je Seite
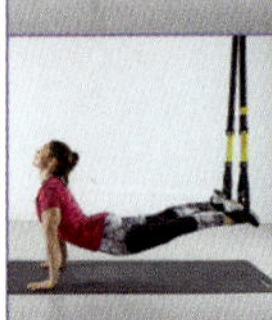	Kobra, Seite 96	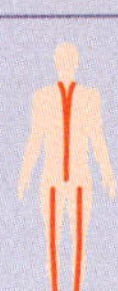	3	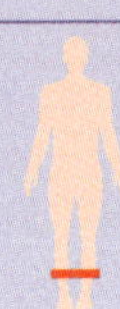	Mobility, Seite 31 alternativ: progressiv-statisches Dehnen, Seite 27	10 Wdh.

Mobility-Warm-up-Programm

Dir steht ein intensives Workout noch bevor und du brauchst alternative Trainingsideen zum Aufwärmen? Dieser Plan bereitet deinen gesamten Körper auf die bevorstehende Belastung vor. Alle Faszienlinien werden miteinbezogen und somit alle wichtigen Gelenke mobilisiert. Natürlich kannst du das Mobility-Warm-up auch als eigenständige Trainingseinheit durchführen.

Übungs-abfolge	Übung	Faszien-linie	Intensität	Schlingen-höhe	Methode plus Alternativen	Haltezeit/ Wieder-holungen (Wdh.)/ Serien
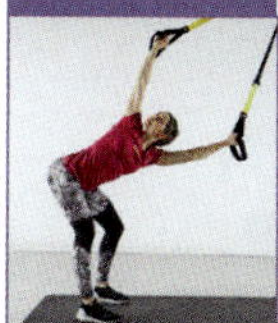	Seitliche Rumpf-rotation, Seite 113	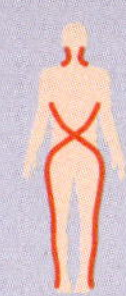	1	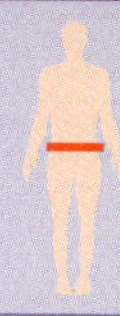	Mobility, Seite 31	10 Wdh. je Seite
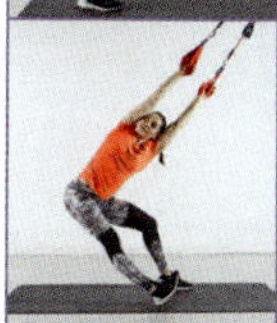	Abgestufter Halbmond, Seite 101	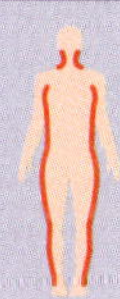	1	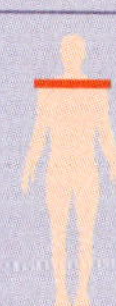	Mobility, Seite 31 alternativ: progressiv-statisches Dehnen, Seite 27	10 Wdh. je Seite
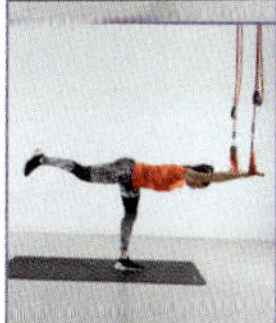	Standwaage, Seite 62	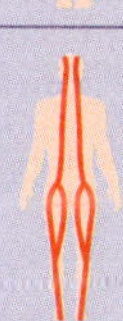	1	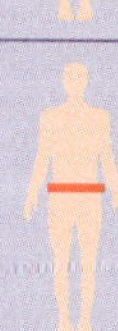	Mobility, Seite 31 alternativ: progressiv-statisches Dehnen, Seite 27	10 Wdh. je Seite
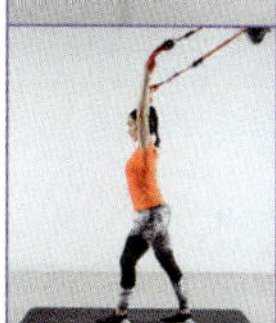	Dynamisch aufge-spannter Ausfallschritt, Seite 130	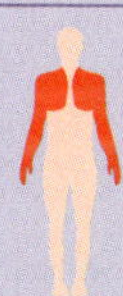	1	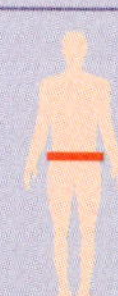	Mobility, Seite 31	10-15 Wdh.
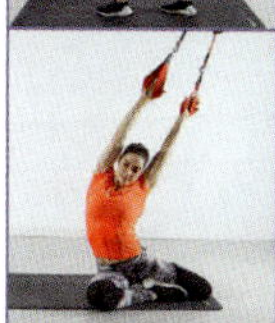	Sitzende Rotation, Seite 117	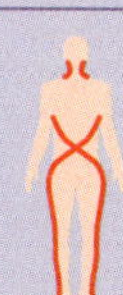	2	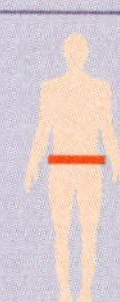	Mobility, Seite 31 alternativ: progressiv-statisches Dehnen, Seite 27	10 Wdh. je Seite
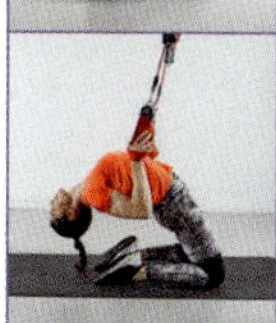	Hängende Rückbeuge aus dem Fersensitz, Seite 88	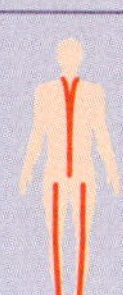	2	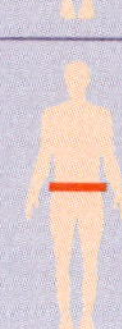	Mobility, Seite 31 alternativ: progressiv-statisches Dehnen, Seite 27	6–8 Wdh.

Stretching-Programm als Ausgleich für den Büroalltag

Verbringst du die meiste Zeit deines Tages am Schreibtisch, vor dem Bildschirm oder in einer vorgeneigten Haltung? Dann zeigt dir dieser Plan den optimalen Ausgleich. Mit den folgenden Übungen liegt der Fokus auf einer Öffnung im Bereich des Brustkorbs und der Hüfte.

Übungsabfolge	Übung	Faszienlinie	Intensität	Schlingenhöhe	Methode plus Alternativen	Haltezeit/ Wiederholungen (Wdh.)/ Serien
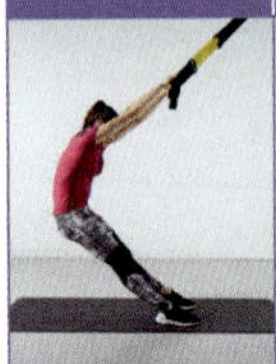	Bogen, Seite 57	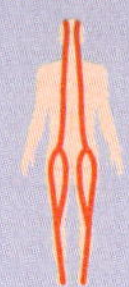	1	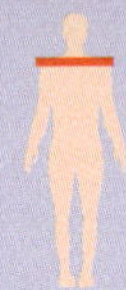	Progressiv-statisches Dehnen, Seite 27 alternativ: bewegt-statisches Dehnen, Seite 28, Anspannungs-Entspannungs-Dehnen, Seite 30	30–60 Sek. halten
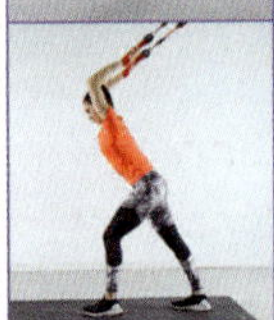	Vorgeneigter Ausfallschritt, Seite 125	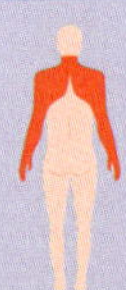	1	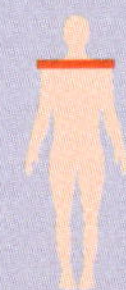	Progressiv-statisches Dehnen, Seite 27 alternativ: Anspannungs-Entspannungs-Dehnen, Seite 30	30–60 Sek. halten
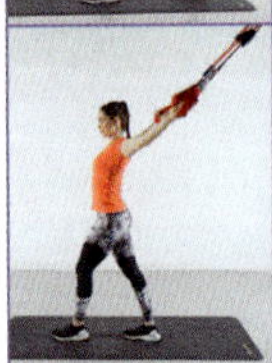	Aufgespannter Ausfallschritt, Seite 128/129	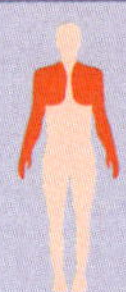	1	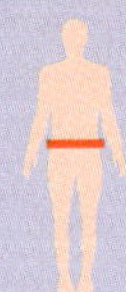	Progressiv-statisches Dehnen, Seite 27 alternativ: bewegt-statisches Dehnen, Seite 28, Anspannungs-Entspannungs-Dehnen, Seite 30	30–60 Sek. halten
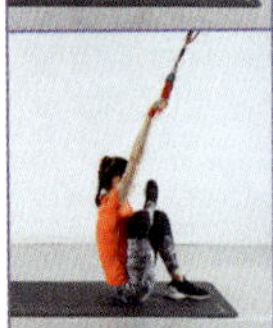	Überschlagener Sitz, Seite 69	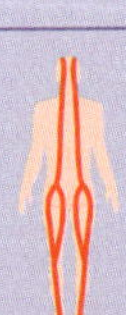	1	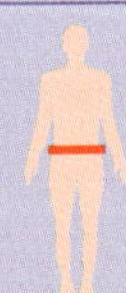	Progressiv-statisches Dehnen, Seite 27	30–60 Sek. halten je Seite
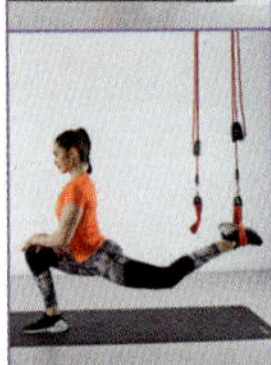	Krieger, Seite 90	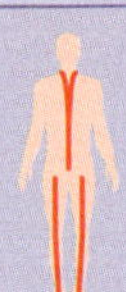	1		Progressiv-statisches Dehnen, Seite 27 alternativ: Mobility, Seite 31, Anspannungs-Entspannungs-Dehnen, Seite 30	30–60 Sek. halten je Seite
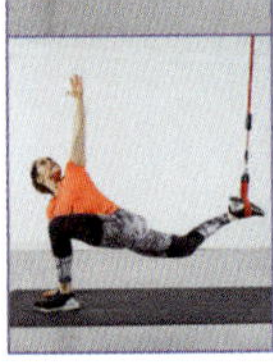	Sprinter mit Rotation, Seite 119	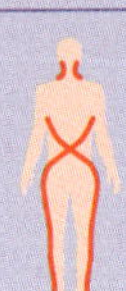	2	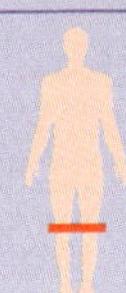	Progressiv-statisches Dehnen, Seite 27 alternativ: Mobility, Seite 31, dynamisches Dehnen, Seite 29	30–60 Sek. halten je Seite

Viten

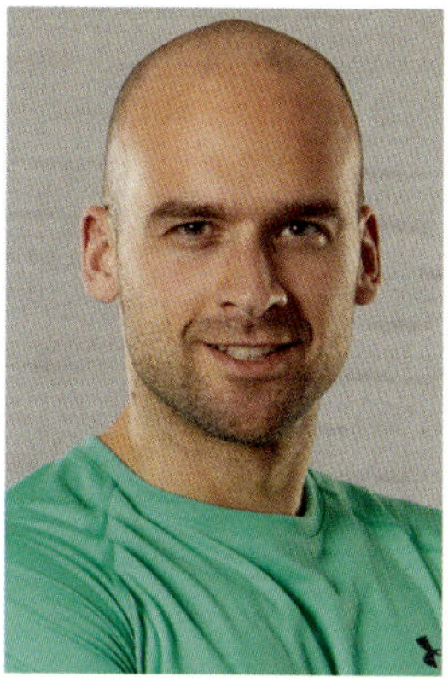

Marcel Doll hat Fitnessökonomie (B.A.) studiert und seinen Master in Gesundheitsmanagement und Prävention mit den Schwerpunkten Sportpsychologie und Stressmanagement abgeschlossen. Zudem hat er zahlreiche Weiterbildungen in den Bereichen Sport und Fitness absolviert. Er ist Gründer und Inhaber von YOU Personal Training in Offenburg und dort als Personal Trainer tätig (www.you-personaltraining.de). Seine langjährige Erfahrung im Bereich des Schlingentrainings gibt er in Ausbildungen an Trainer und Therapeuten weiter. Als Fachautor schreibt er für das *Functional Training Magazin*. 2014 erschien im riva Verlag sein erstes Buch *Das ultimative Schlingentraining*. Weitere Titel folgten: *Fit mit dem Miniband, 50 Workouts – Fit in 7 Minuten, 50 Workouts – Bodyweight-Training ohne Geräte, Zirkeltraining – indoor und outdoor* sowie *50 Workouts – Die besten Challenges*.

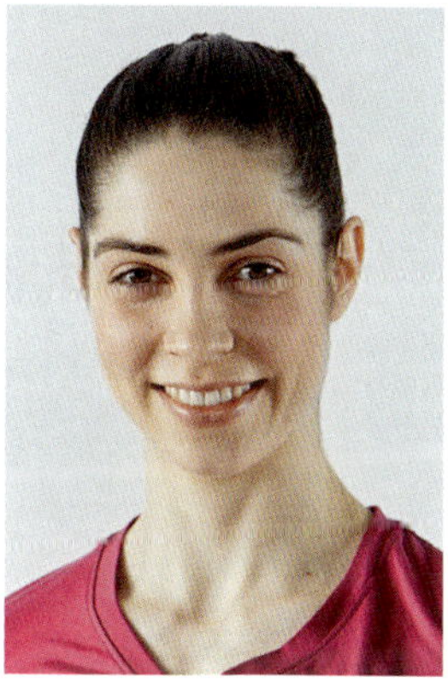

Jessica Kempf ist ausgebildete Sport- und Gymnastiklehrerin mit Zusatzqualifikation Sporttherapie. Sie ist für zwei unterschiedliche Reha-Einrichtungen tätig und leitet nebenbei Kurse in Sportvereinen und Fitnessstudios. Zudem bildet sie sich regelmäßig im Sport- und Fitnessbereich weiter und ist unter anderem zertifizierte Redcord®-Active-Trainerin an Schlingen. Ihre große Leidenschaft gilt dem Kraftsport.

Übungsregister

Sachregister

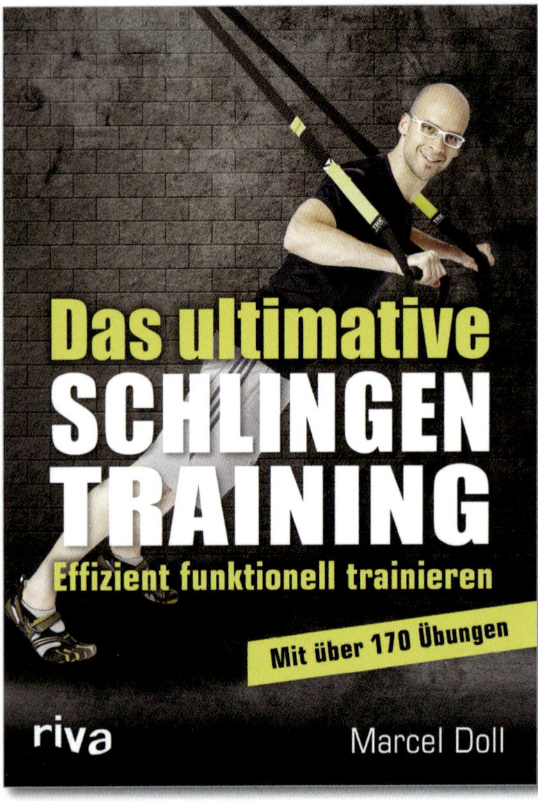

Auch als **E-Book** erhältlich

192 Seiten
19,99 € (D) | 20,60 € (A)
ISBN 978-3-86883-441-3

Marcel Doll

Das ultimative Schlingentraining

Effizient funktionell trainieren

Schlingentraining ist ein hocheffektives Ganzkörperworkout mit dem eigenen Körpergewicht auf höchstem Niveau. Ursprünglich aus der Physiotherapie kommend, wird es sowohl von Profitrainern als auch Topathleten genutzt und empfohlen. Dieses Buch bietet über 170 Übungen verschiedener Intensitätsstufen für alle Körperbereiche und Zielgruppen und ist durchgängig illustriert. Darüber hinaus sind zahlreiche Expertentipps und Interviews mit Instruktoren, Therapeuten und Leistungssportlern enthalten. Für eine optimale Regeneration nach dem Schlingentraining empfiehlt der Autor Dehnübungen mit dem Schlingentrainer und Bindegewebsmassagen mit Faszienrolle und Faszienkugel und präsentiert hierfür zahlreiche weitere Übungen.

riva

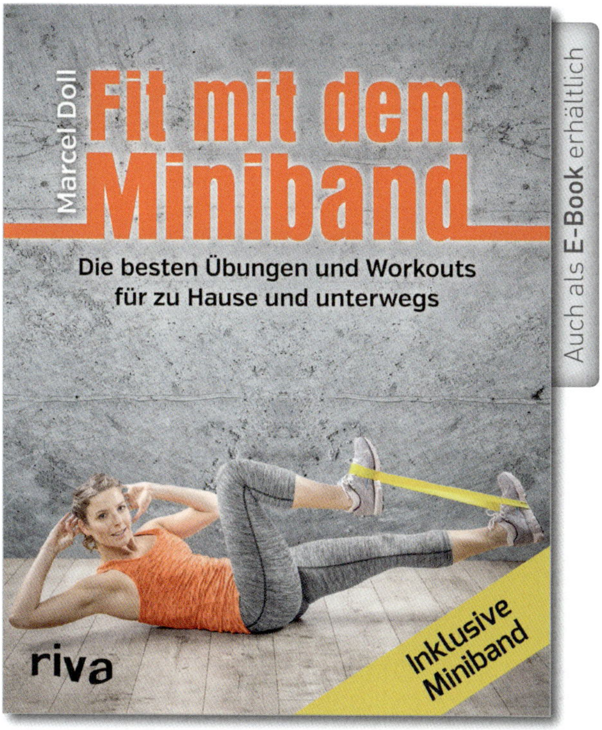

192 Seiten
19,99 € (D) | 20,60 € (A)
ISBN 978-3-86883-819-0

Marcel Doll

Fit mit dem Miniband

Die besten Übungen und Workouts für zu Hause und unterwegs

Das Miniband – obwohl schon lange bekannt – findet immer öfter den Weg in unterschiedliche Trainingsbereiche, vom Krafttraining über Functional Training bis in die Physiotherapie und Rehabilitation. Das Band ist klein und leicht, ein Training damit überall und jederzeit möglich. Es ist in verschiedenen Stärken erhältlich, sodass der Trainingswiderstand leicht variiert werden kann. Minibänder sind deshalb für alle Altersgruppen und Trainierenden vom Einsteiger bis zum Fortgeschrittenen sehr gut geeignet. Dieses Buch zum Training mit dem Miniband bietet 116 bebilderte Übungen verschiedener Intensitätsstufen für alle Körperbereiche und Zielgruppen inklusive Mobilisations-, Ausdauer- und Dehnübungen. Zusätzlich sind bebilderte Trainingspläne für unterschiedliche Trainingsschwerpunkte, Sportarten und für Rehabilitationszwecke enthalten.

riva

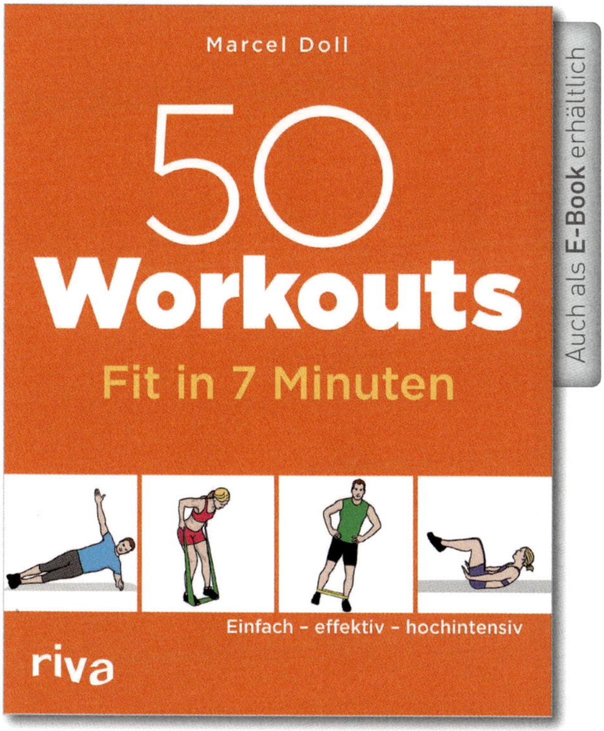

144 Seiten
9,99 € (D) | 10,30 € (A)
ISBN 978-3-7423-0173-4

Marcel Doll

50 Workouts – Fit in 7 Minuten

Einfach – effektiv – hochintensiv

Ein kurzes hochintensives Workout ist deutlich wirkungsvoller als langes Cardio- oder Krafttraining niedriger Intensität. Mit ein paar wenigen Geräten und nur 7 Minuten Zeit lässt sich bereits ein großer Trainingseffekt erzielen. Vom Bauch-Beine-Po-Training über Kettlebell-, Miniband- und Hantelübungen bis zu schnellen HIT- und Cardioworkouts bietet dieser Fitnessratgeber 50 schnelle Trainingseinheiten, die einfach in den Alltag integriert werden können. Dabei werden Kraft, Ausdauer oder Schnelligkeit trainiert – je nach Trainingsplan. Alle Workouts sind übersichtlich dargestellt und komplett illustriert und dank unterschiedlicher Schwierigkeitsgrade sowohl für Einsteiger als auch für Fortgeschrittene geeignet. Zudem werden alle Übungen in einem Extrakapitel nochmals ausführlich beschrieben.

riva

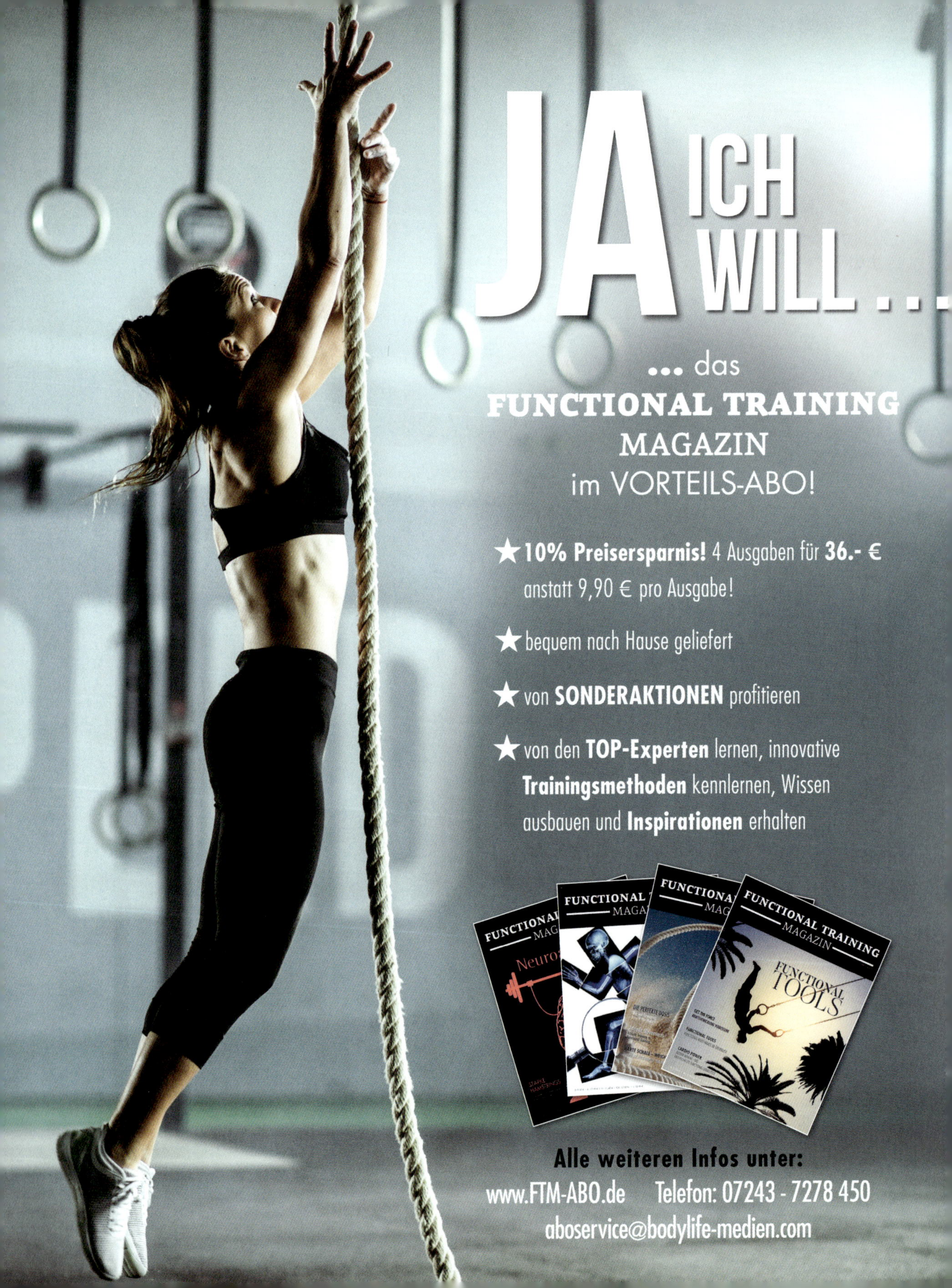
JA ICH WILL ...
... das
FUNCTIONAL TRAINING
MAGAZIN
im VORTEILS-ABO!
★ 10% Preisersparnis! 4 Ausgaben für 36.- €
anstatt 9,90 € pro Ausgabe!
★ bequem nach Hause geliefert
★ von SONDERAKTIONEN profitieren
★ von den TOP-Experten lernen, innovative
Trainingsmethoden kennlernen, Wissen
ausbauen und Inspirationen erhalten
FUNCTIONAL TRAINING MAGAZIN
FUNCTIONAL TOOLS
Alle weiteren Infos unter:
www.FTM-ABO.de Telefon: 07243 - 7278 450
aboservice@bodylife-medien.com